痛风

防治与调养全书

徐大基　编著

尿酸盐沉积

中国医药科技出版社

内容提要

本书分为三部分，内容涵盖痛风的诊治、防治痛风的生活方式及养生调护。本书详细介绍了痛风的成因、并发症及中、西医治疗与预防方案；阐释了痛风的饮食疗法、运动养生及情志调摄的具体措施。

本书图文并茂，通俗易懂，富有趣味性。书中不仅介绍了科学、专业的医学知识，还融入了作者多年行医的经验和体会，是广大痛风病患者及其家属的健康枕边书。

图书在版编目（CIP）数据

痛风防治与调养全书/徐大基编著 . — 北京：中国医药科技出版社，2016.9

ISBN 978-7-5067-8671-3

Ⅰ.①痛…　Ⅱ.①徐…　Ⅲ.①痛风－防治　Ⅳ.①R589.7

中国版本图书馆 CIP 数据核字（2016）第 200770 号

美术编辑　陈君杞

版式设计　锋尚设计

出版　中国医药科技出版社

地址　北京市海淀区文慧园北路甲 22 号

邮编　100082

电话　发行：010-62227427 邮购：010-62236938

网址　www.cmstp.com

规格　710×1000mm $^1/_{16}$

印张　11$^1/_4$

字数　122 千字

版次　2016 年 9 月第 1 版

印次　2017 年 10 月第 2 次印刷

印刷　北京市密东印刷有限公司

经销　全国各地新华书店

书号　ISBN 978-7-5067-8671-3

定价　29.80 元

可以说，痛风并不是很难诊断的疾病，从患者的年龄、性别、体型、病史、家族病史、风险因素、关节炎的病发部位、临床表现等等，再加上血液检查尿酸偏高，甚至关节积液中的尿酸结晶等，一般都可以做出准确的诊断。至于急性痛风的临床治疗，亦有较为普遍的标准。个人认为，痛风的治疗难点在于嘌呤的普遍存在，以及个别患者体质、代谢和生活方式的复杂因素，导致痛风反复复发，难以治愈。

因此，协助患者及未病者从多方面了解高尿酸血症的中西医概念，认识个人饮食、作息及生活方式对血液尿酸浓度的影响，以及各种客观因素对尿酸在关节液和关节滑膜形成结晶体，从而引发痛风病发的一连串因果互动，就成为防治痛风的最重要一环。

徐大基教授于中国内地从事中医及中西医结合肾科临床、教学和科研工作20多年，积累了对人体代谢学的丰富经验。在《痛风防治与调养全书》一书中，徐教授全面介绍了痛风及其并发症的中西医病理概念、诊治和预防，并充分发挥了中医在"治未病"方面的特点，十分详尽地展现了要治疗痛风，必须从患者的体质调理、饮食预防和食疗、生活作息、运动及情志调摄等各方面配合，才能达到理想效果。

我衷心希望众多的痛风患者，以及其他有痛风风险因素的未病者，可以认真参考本书的治未病策略，相信除了传统的饮食忌口、以西药降尿酸、排尿酸等方法，再配合适当的中医药疗法、运动、养生等，对更好地预防和控制痛风及其并发症有重要的意义。

本书内容丰富、具体、可读性强，又通俗易懂、富有趣味，具有较高的学术和实用价值，爱乐为之序。

高永文

　　记得30年前在福州协和医院见习时，一个同学兴冲冲跑来，说老师建议同学立即到内科病房看一个痛风患者，还补充说这些病例很难见到。的确，痛风过去属于罕见病，是"富贵病""帝王病"的代名词。可是多年过去，由于社会经济发展，人的饮食习惯和体质改变，使得痛风这个昔日王谢堂前燕，今日飞入了寻常百姓家，成为一种多发病、常见病。

　　在广东省中医院肾内科工作的16年间，我在门诊与病房接触了数以千计的痛风患者和众多痛风性肾病患者，无疑积累了一些经验和体会。自2008年5月入职香港浸会大学中医药学院以来，日常出诊时也接触到很多各种各样的痛风患者，有的甚至相当严重。我感到即使在经济、文化、医疗发达的香港，仍然存在很多患者的医疗知识严重匮乏的现象。有的患者虽患病多年，对自己的病情还不很清楚，甚至正服用什么药都不清楚，日常要注意的事宜都不能全面而正确地了解。

　　记得曾有一位长期在医疗系统工作的痛风患者前来就诊，他除了经常性关节疼痛外，还出现了严重的痛风石病变，痛风石破溃流出，局部严重感染，痛不堪言。

我问他何以发展至如此严重，他答曰："20年前初患痛风，知要戒口，但终戒不了，仍然天天酒肉穿肠过，无酒无肉比疼痛还难受"。痛风总来去如风，大多数人一服药就止痛，也没有人告诉他痛风会有这么严重的后果，因此痛风的严重性被忽视了。有的患者则发展到痛风性肾病，甚至肾衰竭才就诊；有的则因为服用了太多的止痛药，而造成止痛药肾病、肾衰竭，需要透析治疗。因此作为专业人士，应用专业知识为患者诊治疾病，切实让患者知道如何预防疾病与预防病情恶化的措施之外，还要帮助他们实施健康管理，这是我编写这本书的主要原因！

令人惊讶的是有些患者朋友对自己的病很清楚，但始终放不下手中的酒杯，也放不下手上的工作，没有接受专业的忠告。管理健康需要坚强的意志，有所舍才有所得。

本书多数资料是我过往工作、学习的积累。为了使本书更可读和更全面，也为了读者朋友能在短时间里阅读到不同专家的见解，在编写过程中我尽量多参阅文献。为了扩大知识面，书中还加插了一些与痛风密切相关的医学知识。

在本书即将出版之际，我仍要真诚地感谢许许多多的患者朋友长期以来的支持，不少患者拿着我所编著的书到诊所找我咨询就诊，给我提供了有价值的反馈信息，也提出了很多宝贵的意见。

感谢尊敬的国医大师邓铁涛教授多年来的指导和支持。我的三位导师——国医大师张琪教授、广东省名中医黄春林教授及广东省中医院主任医师胡源民，均在痛风诊治等方面传授我非常宝贵的经验。

感谢香港浸会大学中医药学院为我提供了工作和学习的平台。感谢广东省中医院的许多老朋友、老同事，放射科江勋源教授提供了痛风的放射照片，使有关痛风的图解说明更加清晰。全国著名肾脏病研究专家、上海中医药大学沈庆法教授，广东省中医院杨霓芝教授、黑龙江中医研究院张佩青教授、安徽芜湖市新安中医院特聘首席中西医结合专家江厚万教授在百忙中分别审阅书稿，并提出宝贵的修改意见；香港著名骨科医生、香港特别行政区食物及卫生局局长高永文医生为本书作序，在此一并致以深深的谢意！感谢我的忘年朋友、香港仁济医院董事局前任总理吴佛祥先生长期以来的关心与厚爱，并成为本书的第一位读者，为本书的修改和出版提出了宝贵的意见。感谢张同君老师对本书内容提出的宝贵意见，以及为本书的出版所提供的帮助和支持。

最后也是最重要的，要感谢我的家人，并把本书献给我敬爱的父母，祝愿我的父母和天下所有父母健康长寿！

本书是我在业余时间完成的，虽力图全面、准确，但终因时间、能力所限，必有纰漏错误。本着学术交流、经验分享之目的，恳望各位朋友在阅读时给予批评指正，如有任何专业问题，欢迎联系讨论。

徐大基

2016年3月于香港

CONTENTS | 目 录

第一部分 ▶ 痛风的诊治

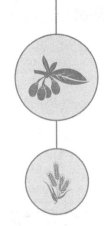

第一部分

痛风的诊治

认识痛风

什么是痛风

人们最早认识痛风，是因为关节疼痛，因此早期定义痛风是一种关节炎。痛风这个名词有两层意义：一是痛风发作时，痛起来像一阵风，来去匆匆；另一层意思是痛风发作时，哪怕只是风吹过，都会感觉到疼痛。

痛风本是一种古老的疾病，早在公元前五世纪，西方就有关于此病的描述。直至十七世纪，科学家才从显微镜中发现痛风结节内有一种结晶，以后又从痛风患者的血液、皮下组织和关节软骨沉积物中查出尿酸盐，至此人们才明白痛风是一种由于尿酸过高，沉积在关节或其邻近组织所引起的特殊疾病。

痛风的发病机制，与尿酸及尿酸盐沉积等有关。少量的尿酸是可以完全溶解在血中的，但过多的尿酸会形成结晶，这些结晶会沉积在身体各个部位，引起疼痛。情形就好像一杯水中放了少量盐，盐会完全溶解于水中，但如果放了太多盐，盐无法完全溶解于水中，就会形成结晶。尿酸形成的结晶体沉积在肾，可并发尿酸性肾结石。长期高尿酸本身就可以对肾造成损害，称为高尿酸血症性肾病，其发展结果就是肾功能受损，甚至发展成尿毒症。结晶沉积物在关节、骨骼、软组织，称为痛风石，也可在此基础上并发感染等。

痛风的定义

目前，通常如此完整定义痛风：痛风是嘌呤代谢紊乱，或尿酸排泄障碍所导致的一组异质性疾病，其临床特点是高尿酸血症、痛风性急性关节炎反复发作、痛风石沉积、特征性慢性关节炎和关节畸形，常累及肾脏，引起间质性肾炎和肾尿酸性结石形成。

再明确一点说：首先，痛风是一种关节病变，但问题的严重不仅在于关节疼痛，还有严重的并发症，如肾损害，以及高血压、糖尿病并发症。

尿酸高就是痛风吗

其实尿酸升高只是痛风发生的基础，尿酸升高，痛风发作的风险增加。尿酸高不一定发生关节疼痛，痛风发作时尿酸未必高。痛风发作时通常与体内的尿酸水平急剧波动有关。

尿酸是嘌呤的代谢产物，嘌呤是核酸氧化分解的代谢产物，而核酸是细胞核内构成遗传基因的物质。人体内尿酸有两个来源，分别为内源性与外源性（表1-1）。

表1-1　人体尿酸来源及所占比例

分类	来源	机制	比例
内源性	人体新陈代谢产物	人体在新陈代谢过程中，从体内氨基酸、磷酸核糖及其他小分子化合物合成，以及核酸在分解代谢而生成的尿酸	80%
外源性	食物中的蛋白质等	食物包括许多蛋白质成分，这些富含核苷酸的食物，经过消化吸收后产生的尿酸	20%

从上述两种尿酸的来源比重，可见在高尿酸血症和痛风发生的因素中，内源性代谢紊乱，较外源性因素更主要。

正常情况下，尿酸溶解于血液之中。人体内一般会蓄积一定量的尿酸，这种蓄积于体内尿酸的总量即为尿酸池。成年男性体内尿酸池平均为1200mg左右，每天平均产生750mg，排出500～1000mg。女性尿酸池水平一般略低。其中三分之二通过肾脏随尿液排出体外，三分之一在结肠中被细菌降解成氨和二氧化碳，通过粪便排出体外。

人体内尿酸的形成和排泄在正常的情况下基本平衡，因此尿酸水平能保持恒定。如果尿酸的形成多了，或排泄少了，打破平衡状态，体内尿酸就会升高。

影响肾脏排泄尿酸的因素包括尿酸碱度（pH）、肾小管中的液体流速及肾血流量。少部分尿酸可被破坏，主要是分泌入肠道的尿酸，它们被细菌分解为尿囊素和二氧化碳。并未发现痛风患者的尿酸分解减低，实际上在高尿酸血症时，特别是发生肾衰竭后，进入肠腔分解的尿酸只会增加，成为机体重要的二线防御，因此，嘌呤合成代谢增高，以及尿酸排泄减少，是痛风患者尿酸值增高的重要原因。

长期高尿酸血症会对肾脏造成损害，正因如此，临床经常见到从来没有痛风发作的患者，检查时发现肾功能损害，再经查证发现为高尿酸所导致。因此高尿酸血症患者，千万不要以是否有关节疼痛作为判断和治疗痛风的唯一依据。

怎样才算高尿酸血症

根据《原发性痛风诊治指南》及《无症状高尿酸血症合并心血管疾病诊治建议中国专家共识》，并参考欧洲标准，总结如下。

男性尿酸水平大于416.5μmol/L，女性大于357μmol/L时为高尿酸血症。儿童的尿酸正常参考值更低一些，为180～300μmol/L。

知 识 链 接

不同的尿酸数据单位

为何不同书本的尿酸正常值不同，有的连度量单位也不同?为什么尿酸的资料常常不是整数? 其实尿酸的单位，过去一般都是用mg/dl来表示，但目前国际社会已普遍通用μmol/L来表示尿酸数值。由于时代、地域的不同以及作者的习惯不同，使用的尿酸单位也有不同，有时看到mg/dl，有时看到μmol/L或mmol/L。如对于高尿酸血症的定义中，有些书中为尿酸高于7mg/dl是高尿酸血症，有的则是416.5μmol/L或420μmol/L，有的又是0.42mmol/L，容易混淆。其实四个资料基本一致，只是采用的单位不同而已。不同的单位之间换算如下。

mg/dl×59.5=μmol/L

μmol/L×1000=mmol/L

早期尿酸单位用的是mg/dl，后来改用国际单位μmol/L。早期确定的高尿酸血症的资料为7mg/dl，为整数比较好记，而换算成μmol/L国际单位后就变成416.5μmol/L，420μmol/L是416.5μmol/L的约数，一些作者可能是为了方便读者阅读与记忆，选用了420μmol/L这个整数。在临床实践中对于尿酸数值来说，420μmol/L与416.5μmol/L的差别并无显著性意义，所以为了记忆的方便，多习惯采用整数。另外，不同医疗机构由于检测机器不同，其尿酸正常范围参考值也有不同。

痛风患者应到哪里就医

痛风患者往往因关节疼痛，求诊于外科、骨科，或者是内科。

痛风的表现首先从关节炎开始，属于风湿性疾病范畴。从发病的机制来看，这是一种代谢性疾病，痛风的主要并发症是肾脏病，通常肾脏病科的医生对痛风都相当熟悉，因此痛风患者最好应该去风湿免疫科或肾病科，可能更合适。中医药治疗对痛风有很好的疗效，因此患者也可求诊于有肾科以及风湿免疫病科背景的中医。如果并发痛风关节畸形者，则可就诊骨科。

痛风的四个分期

痛风一般分为四期：无症状性高尿酸血症、急性痛风发作期、间歇期及慢性期。

无症状性高尿酸血症

一般来说，高尿酸血症是痛风的前奏。这阶段患者可能仅有尿酸持续或波动性增高，从尿酸增高症状出现至发现该症，时间可长达数年至几十年。这阶段除了检查时发现尿酸升高之外，并没有其他特殊的症状。如果在这阶段能良好地控制尿酸，以后可无痛风发作。

但要清楚注意：尿酸升高，即使没有引起关节痛，也不等于高尿酸血症不需要治疗，因为尿酸升高还会引起其他疾病。

急性痛风发作期

急性痛风发作是痛风的典型特征，本阶段的主要表现为关节疼痛（表1-2）。

痛风，顾名思义痛起来如一阵风—来也匆匆，去也匆匆！这就如中医学所谓"风善行而数变"。

急性发作常常发生于夜间，常见诱因包括：受寒、感染、劳累、饮酒、药物、食物过敏、吃高蛋白或高嘌呤食物、创伤或手术后。

单个或少数几个关节疼痛，往往忽然起病，且渐进加重。一半以上的患者首发于第一跖趾关节，在以后病程中，通常该部位反复受累。其次为足背、足跟、膝、腕、指、肘等关节。较大的关节如髋、肩、骶髂关节受累的机会较少。因为这些末端的小关节具有以下两个有利于尿酸沉积的特点。

首先，末端的小关节皮下脂肪很少，血液循环差，皮肤温度较躯干部位低，尿酸易于沉积。

其次，末端小关节由于血循环较差，组织相对缺氧，局部pH稍低，亦有利于尿酸沉积。

急性痛风发作，一般在数日或几周后可自然缓解，如没有及时治疗，在数月或数年的时间里可能不再发作。但随时间过去，发作持续的时间可变长，而发作的次数可能更加频繁。这个病特有的症候是受累关节局部皮肤可出现脱屑和瘙痒。开始痛风与炎症发作间歇可达数月或数年，一半以上会再发。以后发作愈来愈频繁，症状愈来愈重，受累的关节也愈多。

表1-2　痛风急性发作时的局部症状特点

症状	特点
红	关节周围及软组织出现明显发红、关节局部充血、皮肤呈桃红色，压之可褪色
肿	关节周围及软组织、关节局部明显肿胀
热	局部皮肤温度升高，触之有发热感，所以大多数患者病变的关节局部怕热，不能盖被或热敷，而喜冷敷。偶有双侧同时或先后发作
痛	典型的首次发作常在夜间突然发病，因足痛而惊醒。疼痛高峰在一至两天，如刀割或咬噬状。稍微活动疼痛加剧，并有压痛，局部不能忍受被单覆盖或周围震动，甚至一阵风吹过也觉疼痛，可谓痛不堪言。有的患者伴见局部皮肤的感觉异常，如发麻、针刺感、灼热感、跳动感等。关节活动大受限制

此外，急性痛风性关节炎通常还伴随有全身的表现，如发热、寒战、食欲不振、倦怠、中度发热、白细胞升高及血沉增快等。

间歇期

痛风急性发作缓解后，一般无明显后遗症状，有时仅有发作部位皮肤色素加深，呈暗红色或紫红色，脱屑、发痒，但关节无异常，此阶段称为无症状间歇期。多数患者第二次痛风发作，发生在6个月至两年之内。发作次数逐渐增加的患者，通常是未接受治疗的，有多个关节发作。多关节发作的患者中，约八成累及下肢关节，但少见同时累及两足者。多数患者在初次发作后出现较长的间歇期，间歇期长短差异很大。随着病情进展间歇期逐渐缩短，如果不预防，每年可能会发作数次，症状持续时间延长，以致不能完全缓解，且受累关节增多，少数患者可有骶髂、胸锁或颈椎等部位受累，甚至关节周围滑囊、肌腱、腱鞘等处尿酸盐沉积，症状渐趋不典型。

慢性期

慢性期痛风是病程迁延多年，持续高浓度的尿酸未获满意控制的后果。如果适当治疗，大多数痛风患者不会发展到这阶段。此期的临床特点包括痛风石形成，或关节症状持续不能缓解。这个阶段如没有良好地控制尿酸，则可能永久性损害受累的关节和肾脏等。

痛风石是怎样形成的？尿酸盐反复沉积，使局部组织发生慢性异物样反应，沉积物周围被单核细胞、上皮细胞、巨噬细胞包绕，纤维组织增生，形成结节，称为痛风石。一般认为，从痛风首次发作，至显著性痛风石出现的平均时间为10年左右，是病程进入慢性期的标志，可见于关节内、关节周围、皮下组织及内脏器官等。

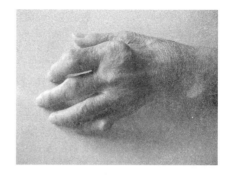

图1-1　痛风后期可见关节变形

痛风石可出现于耳廓、足趾、手指、腕、踝、肘等关节周围，隆起于皮下，可因尿酸盐沉积增多而增大，外观为芝麻大到鸡蛋大的黄白色赘生物，表面菲薄，破溃后排出白色粉末状或糊状物，经久不愈，部分则会继发感染。

因痛风石增大、关节结构及软组织受破坏、纤维组织及骨质增生，可导致关节畸形和活动受限。关节畸形表现为以骨质缺损为中心的关节肿胀，无一定形状但不对称（图1-1）。痛风石上的皮肤多紧绷、光亮而菲薄，可形成溃疡且有类似于白垩或面糊样的白色物质挤出，所形成的溃疡不易愈合。痛风石在关节内形成时，可造成关节软骨及骨质侵蚀破坏、反应性增生，关节周围组织纤维化，出现持续关节疼痛、肿胀、强直、畸形，甚至骨折，称为痛风石性慢性关节炎（图1-2）。有效治疗可改变本病的自然发展规律，早期防治得当，患者可没有本期表现。

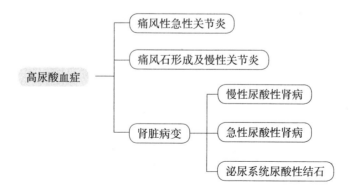

图1-2　高尿酸血症致病示意图

痛风的分类及常见类型

为何会发生痛风呢？有人认为随着年纪增大，体内代谢功能下降、肾对尿酸的排泄能力减弱；有人则认为与饮食习惯有关。但为何有些人吃得很多却没事呢？这与体质有关。

根据成因分类

痛风可以分为原发性痛风和继发性痛风（表1-3）。

原发性痛风

原发性痛风与先天性酶缺陷有关，有一定的家族遗传性，约两成的患者有阳性家族史。通常与肥胖、高脂血症、糖尿病、高血压病以及心脑血管病伴发。平时所说的痛风，大多数情况下是指原发性痛风。

继发性痛风

指由其他疾病或原因引起尿酸升高所致的痛风，常发生于其他疾病过程中，如肾脏病、血液病，或因服用某些药物，接受肿瘤放疗、化疗等多种原因引起。

表1-3　痛风的成因

原发性痛风	继发性痛风
先天性酶缺陷有关	饮食：过食生鲜海味、过量饮酒 疾病：肾脏病、血液病、肿瘤及化疗、牛皮癣等 药物：利尿药、小剂量阿司匹林等 其他：长期精神紧张、过度劳累、手术与外伤等

根据尿酸生成和代谢情况分类

根据尿酸生成和代谢情况，痛风又可进一步分为生成过多型、排泄减少型（表1-4）和混合型。

尿酸生成过多型： 主要是因为核酸代谢增强，嘌呤代谢产物过多，导致血尿酸增多。

尿酸排泄减少型： 尿酸生成正常，如有肾功能损伤，尿酸的排泄量就下降，多余的尿酸在血液里潴留，尿酸值也就升高，这种类型属于排泄减少型。

混合型： 由尿酸排泄减少和尿酸生成过多引起的高尿酸血症称为混合型高尿酸血症。

一般来说，如有肾功能损伤，多数属于排泄减少型。饮食过多、代谢紊乱者，多数属于生成过多型。

在高尿酸血症中，尿酸生成过多型约占所有患者中一成左右，尿酸排泄减少型约占六成，而混合型则约占三成。

表1-4　血尿酸升高的原因

尿酸生成过多	尿酸排泄减少
新陈代谢，细胞分解 过食含嘌呤食物 饮酒 剧烈运动 肥胖 负面情绪 药物副作用	遗传体质 代谢疾病：糖尿病、高脂血症、动脉硬化、肥胖

继发性高尿酸血症

继发性高尿酸血症，通常指继发于其他疾病，或服用某些药物或食物后所导致的尿酸升高，甚至痛风发作，如各种慢性肾脏病及肾衰竭；骨髓、淋巴增生性疾病，如白血病、淋巴瘤及真红细胞增多症、多发性骨髓瘤、传染性单核细胞增多症；其他疾病，如酒精中毒、乳酸性酸中毒、铅或重金属中毒肾病；服用药物，如噻嗪类利尿药，最常用的是氢氯噻嗪等，以及乙胺丁醇、吡嗪酰胺、烟酸、小剂量阿司匹林等；做肌肉剧烈运动、饥饿以及进行肿瘤化疗、放疗之后等（表1-5）。

体内游离尿酸主要由肾脏排泄，部分由消化道随着肠道排出，在结肠中尿酸被细菌降解成氨和二氧化碳排出体外。低排泄型患者体内核酸代谢没有增强，主要为肾脏排泄功能减退，尿酸排泄过缓而致尿酸升高。

表1-5 继发性高尿酸血症的常见原因

尿酸生成过多	尿酸排泄减少
各种酶的缺乏	各种肾病、肾功能不全
牛皮癣皮肤细胞死亡加速，导致嘌呤释放多及体内尿酸总量增多	尿崩症
过量食用高嘌呤饮食，如肉类、贝壳类、动物内脏等	甲状腺功能低下或甲亢
导致细胞过快代谢的一些状态，如患某些肿瘤，以及肿瘤放、化疗后	铅中毒、酒精中毒
溶血或其他骨髓疾病，淋巴增生性疾病，如白血病、骨髓异常增生综合征等，细胞大量死亡，细胞核内的嘌呤释出增多，过度新陈代谢而转化为尿酸，体内尿酸浓度增加。淋巴瘤及真红细胞增多症，多发性骨髓瘤，传染性单核细胞增多症	服用利尿药或治疗帕金森病的药物等，如：利尿药、阿司匹林、左旋多巴、烟酸、环孢素
果糖摄入过量、遗传性果糖不耐受	乳酸性酸中毒等
肌肉剧烈运动、饥饿等	

继发性高尿酸血症有以下特点。

➜ 儿童、青少年、女性和老年人多见

➜ 尿酸升高的程度比较严重

➜ 多有肾损害

➜ 关节疼痛不明显

➜ 预后较差

肾性高尿酸血症

肾性高尿酸血症，是最常见的继发性高尿酸血症，须对原发性疾病进行治疗，才能使尿酸降低。

由于尿酸升高是肾功能恶化的独立因素，也就是说，高尿酸血症会严重损害肾功能，未必所有人能正确认识到这点，必须在临床上充分引起重视。

因此慢性肾脏病患者，特别是肾衰竭的患者，一定要重视尿酸的检查与治疗，避免因高尿酸血症加重了肾损害。

药物性高尿酸血症

药物所导致的高尿酸血症，则需要根据情况，权衡如何更加合理地使用药物，因为有时候原发病治疗比控制高尿酸血症更为重要。当然，必要时应可考虑减少或停用影响尿酸代谢的药物，但更多的时候是根据具体情况，加用降尿酸药物治疗。

肿瘤及其化疗引起的急性高尿酸血症

高尿酸血症是恶性肿瘤常见的并发症之一，最常发生于急性或慢性白血病、淋巴瘤、骨髓瘤、真性红细胞增多症等，部分实体瘤也可发生，但大多发生于肿瘤广泛转移时，或应用某些细胞毒性化疗药物之后。对于急性高尿酸血症，有时需要考虑及时进行透析治疗，以防止急性肾衰竭。

癌症患者继发高尿酸血症，原因是由干细胞分裂增殖旺盛导致破坏增加，核酸类的合成和降解加速，同时应用化疗药物又使肿瘤细胞溶解释放出大量核酸，由其降解而导致尿酸增多。当肿瘤影响肾脏或肾功能减退时，尿酸排泄减少，或长期应用噻嗪类利尿剂，抑制了肾小管排泄尿酸，致使尿酸升高。

肾移植患者的高尿酸血症

肾移植患者常并发高尿酸血症和痛风，主要与其原发病因及使用环孢素、他克莫司等药有关。

痛风的诱因和发作机制

痛风的诱因

中医学认为，任何打破体内阴阳平衡的因素都将成为致病因素，如《素问·调经论》："夫邪之生也，或生于阴，或生于阳。其生于阳者，得之于风雨寒暑；其生于阴者，得之于饮食居处、阴阳喜怒"。因此外感、劳伤（包括房劳、劳力、劳神）、饮食、药物等均可成为痛风的诱发因素（表1-6）。

表1-6 痛风性关节炎的发作常见诱因

饮食不节	暴饮暴食，尤其是摄入大量含高蛋白、高脂肪和高嘌呤的食物。如常见大量进食动物内脏、虾、饮酒尤其是饮啤酒后引起痛风发作
劳倦过度	饥饿、过度疲劳、过度运动或房劳无度、劳神过度，关节局部损伤、手术及穿鞋紧、走路过多等
脱水	饮水不足；天气炎热、剧烈运动或高温桑拿等之后大量出汗；腹泻脱水不及补充等
外感	受寒、感染
七情所伤	精神紧张、忧思、暴怒等
药物	磺胺、吡嗪酰胺、利尿药、小剂量阿司匹林、左旋多巴及降尿酸药物使用之初等

以上是常见诱发痛风的因素，由于个体的差异，有的患者可能会对某一因素或某一食物特别敏感，哪怕进食很少量也可能诱发痛风发作，这就需要特别注意，加以防范。

各季节的痛风发作原因

一年四季，痛风都可能发生，但由于气候等因素不同，每一个季节都有好发的原因。

春天：气候潮湿，运动量减少，容易造成体重增加。同时由于春季易发感冒，而感冒常诱发痛风。因此，春天应该注意适量运动，预防感冒等。

夏天：出汗多，体内水分减少，尿酸浓度增加，如果水分补充不足，也容易造成痛风发作。

秋天：深秋季节痛风可能容易发作，主要因为气温较低，人体进食中枢受到低温刺激，食欲增加，食量增大，若多食肥甘厚味的食物，体内就会产生过多的血尿酸。另外秋天气候干燥，皮肤非显性失水多，如果水分补充不够，容易造成尿酸浓度升高，诱发痛风发作。

冬天：传统中常有冬令进补的习惯，温补药膳通常含有高嘌呤，如果进补过后，关节出现红肿热痛等症状，要当心是否有急性痛风发作。

痛风发作的机制

血尿酸高未必马上发生关节疼痛，痛风急性发作主要是由于各种原因导致血尿酸值迅速波动，尿酸钠盐结晶引起的炎症反应（图1-3）。

如血尿酸突然升高，尿酸结晶在滑液中沉淀形成针状尿酸盐；或血尿酸突然降低，痛风石表面溶解，释放出不溶性针状结晶。尿酸盐微结晶形成后，白细胞便把这些结晶视为异物，试图清除这些异物。但尿酸结晶体并无生物活性，不能被白细胞清除，而白细胞在吞噬过程中释放出大量的酶、IL-1等炎症因子，导致局部剧烈的炎症反应产生痛风急性发作，关节红、肿、热、痛。

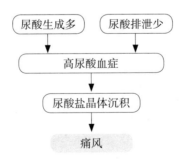

图1-3 痛风发作机制示意图

痛风发作可涉及多个关节

患者男性，45岁，从事传媒工作，生活紧张。一个月前右肘关节剧烈疼痛，局部红肿、发热。入院治疗9天后仍不缓解，经过中药及针灸等治疗才稍微缓解。过往有蛋白尿、血尿病史，同时发现高血压病10多年。5～6年前发现肾功能下降，目前肾功能剩余二三成。过往第一次痛风发作为3年前，当时以为关节扭伤，后经过检查确定为痛风。当时发作持续时间一周左右。近年发作次数增多，发作关节多在趾关节、踝关节、膝关节，持续时间延长，使用秋水仙碱才缓解。因别嘌醇敏感，有时痛风发作需要使用类固醇。本次痛风发作已经延续一个多月。口干口苦，大便偏稀。小便泡沫多。倦怠，腰酸。纳食可。舌淡暗，苔厚黄，脉弦滑。

〔诊断〕痛风，虚劳

〔辨证〕肾气亏虚，湿浊瘀阻

〔治疗〕补肾气，化湿降浊瘀

〔处方〕萆薢30g，威灵仙12g，土茯苓25g，杜仲9g，老桑枝6g，桂枝6g，淫羊藿6g，茯苓10g，牡丹皮12g，赤芍12g，木瓜15g，薏苡仁30g，百合30g，山慈菇6g，麦芽30g，香附12g，延胡索15g

〔评述〕患者10多年前首先有蛋白尿及血尿等，应属于慢性肾炎。由于肾炎进一步发展，导致慢性肾功能衰退，可出现继发性的高尿酸血症，在此基础上出现痛风发作。由于痛风发生在肾衰竭之后，因此考虑为继发性痛风。固然，继发性高尿酸血症导致的痛风情况相对较少，但仍有机会发生。在肾衰竭发生后出现痛风症状，用药方面则更加慎重，尽量避免在治疗过程中出现药物性肾损害。

痛风的发病率和高危一族

痛风的发病率

痛风可见于世界各地区、各民族。中国部分地区的流行病学调查显示，近年来中国高尿酸血症及痛风的患病率直线上升，这可能与中国经济快速发展、居民生活方式和饮食结构改变有关。痛风以前多见于西方发达国家，在中国只有个别的富贵人家患这种病，且多数被误诊为其他病。中国1960年前痛风发病报道不足30例，但近20年随着人们生活水平的提高，饮食结构改变，生活节奏加快，痛风已悄悄缠上了现代社会里的平民百姓。据统计，较15年前，中国痛风患者增加了15～30倍。

有关发病率各地统计资料不一，在成人中，高尿酸血症的发病率约为10%，而痛风的发病情况在不同的历史时期与不同地区显然不同，主要与经济发展和生活习惯有关。2003年南京社区有关痛风的流行病学调查显示痛风患病率为1.33%，其中男性明显高于女性。英国2004年痛风发病率为1.4%，其中65岁以上男性患病率为7%。以前痛风患者多为白领阶层，如行政人员、教师、医务人员、工程师等，现在发现蓝领阶层患者也不少。

痛风的发病为尿酸升高所导致，尿酸由人体中的嘌呤经氧化代谢而生成，并与糖尿病、高血压病、超重、肥胖、高脂血症等密切相关。饮食中，动物的内脏、骨髓、肉类等嘌呤含量都很高。所以，随着经济社会的发展、饮食习惯改变，过量进食高嘌呤食物的人多了，痛风发病率增高亦与此有关。

哪些人易患痛风

通常痛风的危险因素可分为不可改变及可改变的因素，不可改变的因素指与年龄、性别、遗传、种族等相关因素；而可改变的因素主要指地理环境、生活方式、肥胖及药物使用等。

不可改变的危险因素

遗传：约一半的痛风患者可追溯到遗传原因，因此有痛风家族史的人士要定时检查尿酸。

性别：痛风多发生于男性身上，属于"重男轻女"的病。在中年患者中，男女比例约20∶1。女性体内雌激素能促进尿酸排泄，并有抑制关节炎发作等作用。此外，男性普遍应酬赴宴较多，这也是造成男性患者多的原因之一。当然女性也会患上痛风，特别是绝经期后的妇女，高尿酸血症及痛风的发病率明显升高。

年龄：痛风多见于中年，儿童和青少年比较少见。男性发病高峰是在40～50岁，女性为50岁之后。

可改变的危险因素

地理环境：一般来说沿海地区以及内陆以肉食为主的牧区，痛风发病率较高；另外高原缺氧地区，高尿酸血症及痛风发病率较高。

生活方式：喝酒太多者，或长期饮酒者，痛风发病率较高。长期大量饮酒对痛风患者不利有三：酒精会影响尿酸排出，可导致尿酸增高和血乳酸增高；可刺激嘌呤增加；饮酒时常进食高嘌呤食物，酒能加快嘌呤的代谢，导致体内尿酸水平增高，诱发痛风性关节炎的急性发作。高嘌呤饮食、少喝水者、长期嗜食肉类、有饮酒习惯、多应酬者都是痛风的高危人群，需要定期进行尿酸检查。

职业：脑力劳动者多发；高收入者发病情况远多于平民百姓。久坐少动、少喝水的职业司机也好发痛风，因此司机朋友一定要适当多喝水，适时检查尿酸，及时就诊。

疾病：高血压病、动脉硬化、冠心病、脑血管病患者；糖尿病患者；原因未明的关节炎患者；肾结石，尤其是多发性肾结石及双侧肾结石患者，发病率较高。

肥胖：一般来说原发性痛风七成左右见于肥胖者，三成左右见于非肥胖者。因此，正常体重或偏瘦的人士不等于不会得痛风，只是发病率大大低于肥胖者。

药物：如长期使用利尿药、小剂量阿司匹林等。另有研究表明，对于孕妇而言，血清尿酸水平逐渐升高，可作为妊娠高血压综合征严重程度的参考指标，尿酸愈高，妊娠的预后愈严重，血清的尿酸愈高对胎儿的影响也愈大。中医学辨证，湿热体质的人士患痛风机会多。

知识链接

年轻人也会患痛风吗

痛风可出现于任何年龄的人身上，目前报道最小的为5周岁，不过绝大多数是在40岁以后发病的。与成人痛风相比，年轻人痛风通常有以下特点。

■大多数有明确的家族病史。

■尿酸水平往往较高。

■痛风性肾损害或痛风性肾结石往往出现于关节痛前；一旦有关节疼痛往往疼痛异常剧烈。

■多数青少年痛风属于继发性患者，如常见继发于先天性酶缺乏，或家族性幼年高尿酸性肾病等；也有的继发于白血病、淋巴瘤等。因此，对于年轻人出现痛风，一定要注意检查其原发病因。

偏瘦的人与女性也会患痛风吗

相对来说，偏瘦的人及女性患高尿酸血症与痛风的机会少些，但机会少不等于没有。偏瘦的人常因机体代谢原因，而出现高尿酸血症，并在此基础上发生痛风。女性在绝经后痛风的发病率大大增加，在绝经期前也可能出现高尿酸血症和痛风。因此，偏瘦的人和女性都要定期检查尿酸等指标。

诊断痛风

痛风是渐进性发作的疾病，早期诊断十分关键。痛风诊断一般来说并不困难，但由于认识不足，时有漏诊、误诊，以致临床上有的患者被诊断时即已相当严重。

表1-7可作为初步判断的参考。表1-8、表1-9分别是常用的诊断标准。

表1-7　初步判断患痛风风险参考

编号	项目	判断
1	肥胖	
2	中年	
3	无肉不欢及高热量食品的饮食习惯	
4	家族中有痛风患者	
5	嗜好海鲜、动物内脏	
6	经常饮酒，尤其是啤酒	
7	经常进行剧烈运动	
8	吃饭速度特别快	
9	精神压力大	
10	跖趾关节时有疼痛	
11	有糖尿病、高脂血症、高血压病等	

注： 如以上项目有三项判断为"是"，则尽快进行尿酸检查，明确诊断。

表1-8　1997年美国风湿病学会——急性痛风关节炎分类标准

诊断标准	❶关节滑囊液中有特异性尿酸盐结晶	
	❷用化学方法或偏振光显微镜证实痛风石中含尿酸盐结晶	
	❸具备以下12项中6项	
	● 急性关节炎发作一次以上	● 单侧跗骨关节受累
	● 炎症反应在一天内达高峰	● 有可疑痛风石
	● 单关节炎发作	● 高尿酸血症
	● 可见关节皮肤暗红色	● X线证实不对称关节肿胀
	● 第一跖趾关节疼痛肿胀	● X线示骨皮质下囊肿不伴骨质侵蚀
	● 单侧第一跖趾关节受累	● 关节炎发作时关节液微生物培养阴性

注：符合三条中其中一条即可诊断为痛风。

表1-9　1985年Holmes急性痛风诊断标准

诊断标准	❶滑液中的白细胞有吞噬尿酸盐结晶的现象
	❷关节腔积液穿刺或结节活检有大量尿酸盐结晶
	❸有反复发作的急性单关节炎和无症状间歇期、高尿酸血症及对秋水仙碱治疗有特效者

注：符合三条中其中一条即可诊断为急性痛风。

痛风有哪些常见症状

● 突发关节红肿、疼痛剧烈，累及肢体远端单关节——第一跖趾关节特别多见，常于24小时左右达到高峰，数天至数周内自行缓解。

● 早期试用秋水仙碱可迅速缓解症状。

● 饱餐、饮酒、过劳、局部创伤后常引起关节疼痛。

● 关节疼痛症状可反复发作，间歇期无明显症状。

● 皮下可出现痛风石结节。

- 随病程迁延，受累关节可持续肿痛，活动受限制。
- 可有肾绞痛、血尿、尿排结石史或腰痛、夜尿增多等症状。

痛风可从哪些体征看出来

- 急性单关节炎表现，受累关节局部皮肤紧胀、红肿、灼热，触痛明显。
- 部分患者体温升高。
- 间歇期无体征，或仅有局部皮肤色素沉着、脱屑等。
- 耳廓、关节周围，破溃时有白色粉末状或糊状物溢出，经久不愈。
- 慢性期受累关节持续肿胀、压痛、畸形甚至骨折。
- 如伴肾损害，可有水肿、肾区叩痛等情况。

知识链接

急性痛风性关节炎的诊断标准

急性痛风性关节炎是痛风的主要临床表现，常为首发症状，因此，痛风急性期的诊断十分重要。目前多采用1997年美国风湿病学会的分类标准或1985年Holmes标准诊断。同时应与风湿热、丹毒、蜂窝组织炎、化脓性关节炎、创伤性关节炎、假性痛风等相鉴别。

各种检查方法

由于疾病谱改变，痛风的发病年龄提早，因此超重或者肥胖的年轻人，需要及时接受必要的检查。

临床实验检查的目的主要有两个方面：一是为了明确诊断，二是为了解病情进展，包括了解是否有并发症或其严重情况。因此即使临床上已经确诊的病例，仍要适时进行比较检查，同样，在做检查之前需要了解本项目检查的目的是什么，这样可以避免不必要的检查项目。

尿酸测定

由于尿酸受多种因素影响，存在波动性，必要时需反复测定，以免漏诊。

一般来说，痛风发作时，尿酸水平不一定很高，因为尿酸可能因为尿酸盐结晶的形成而降低，因此需要等几周后，再检查尿酸。

尿酸升高，而且关节疼痛，这并不能证明一定是痛风。因为一些尿酸轻微升高者并不会发展为痛风，而尿酸高，也可以与其他骨关节病变同时存在。当然，尿酸愈高，关节疼痛严重，为痛风的可能性愈大。

对于慢性肾病、糖尿病、高血压病、冠心病等患者，特别是出现肾衰竭者，常并发高尿酸血症，而尿酸升高又严重影响其预后，因此应及时接受检查。

痛风石检查

在难以确诊等特殊情况下，可进行穿刺或活检痛风石内容物，可发现同样形态的尿酸盐结晶。此项检查具有确诊意义，属于病理检查，故被视为痛风诊断的"金标准"。

关节炎滑囊内液超声波检查或穿刺检查

在关节发生炎症时，如需与其他原因所导致的关节炎进行鉴别，可以进行关节炎滑囊内液超声波检查，或穿刺病理检查。

影像学检查

主要包括关节X线照片、泌尿系统X线检查，必要时可进行CT（计算机扫描）或MRI（核磁共振）等检查。

痛风急性关节炎期，在X线摄片检查可见软组织肿胀（图1-4，图1-5）；慢性关节炎期可见关节间隙狭窄、关节面不规则、痛风石沉积，典型者骨质呈类圆形穿凿样或虫噬样缺损、边缘呈尖锐的增生钙化，严重者出现脱位、骨折。

第一跖趾关节双侧均可见骨质破坏、软组织肿胀，左侧更为显著。

泌尿系统超声检查及X线造影检查可早期发现肾、输尿管及膀胱结石，并可观察双肾功能状态及肾盂、输尿管外形，以确定有没有肾盂积水、梗阻等。由于尿酸结石可被X线透过，故大多数痛风患者仅做腹部X线平片检查，不能发现结石显影，必要时则行静脉肾盂造影（IVP）检查。如果普通腹部X线平片已能发现结石，则表明该痛风结石除含有尿酸盐外，尚混有磷酸钙或草酸钙之类，属于混合性结石。

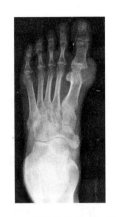

图1-4 痛风患者足部X线片

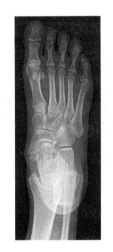

图1-5 正常足X线片

并发症的检查

由于痛风患者常同时并发其他代谢紊乱性疾病，如糖尿病、高脂血症、高血压病、动脉硬化等，所以对每个痛风患者，均有必要考虑下列检查。

血常规检查

血脂检查：包括血胆固醇、甘油三酯、高密度脂蛋白及低密度脂蛋白等。

血糖检查：应做空腹血糖及餐后两小时血糖测定。必要时进行葡萄糖耐量试验，以早期发现葡萄糖代谢紊乱和隐性糖尿病。

尿常规：了解是否并发肾损害，出现蛋白尿或血尿等。

肾功能检查：主要进行血肌酐酸及尿素氮等检查，以了解高尿酸血症是否造成肾衰竭。

肝功能检查： 由于治疗痛风常应用降尿酸及秋水仙碱等药物，这些药物有可能造成肝功能损害，因此在用药过程中需按要求进行肝功能检查，主要检查谷丙转氨酶及谷草转氨酶等。

心脏功能检查： 如痛风合并肥胖、高血压病、糖尿病等，平时或出现气喘、胸闷、水肿等情况，则需要及时进行心脏等相关检查。对于单纯尿酸升高者，一般情况下则不需检查心脏，但如有肥胖情况，也建议定期检查时了解是否有心血管并发症。

"痛风只是关节痛" 是个谬误

痛风可能出现关节疼痛，但是并非所有的关节疼痛都是痛风！急性关节疼痛除了考虑痛风之外，还需与其他疾病相鉴别。同样，痛风也包括许多由于尿酸升高而导致的肾损害，甚至肾衰竭等并发症。关节不痛了，不等于痛风已经好了。

痛风不只是一种关节疼痛的疾病，关节疼痛只是一种警示，警示人体对于尿酸的新陈代谢有问题，更重要的是警示人体内过多的尿酸正一步步地沉积到身体各个部位，包括内脏，各个器官都可能会受到尿酸盐结晶的沉积，从而受伤害，其中尤以肾脏功能受尿酸结晶的影响最大。

关节疼痛警惕痛风

大多数痛风患者最早出现的症状是急性痛风性关节炎，而且常在夜间突然发病，患处关节局部红肿、剧烈疼痛，对温度、触摸、震动极为敏感。痛风发病急骤，消退也快，可在一周左右自行缓解。

由于这种关节炎不是由细菌感染引起的，所以一般不会发热，使用抗生素治疗无效。急性期应卧床休息，将患肢抬高，并接受药物治疗。

夜间脚趾痛警惕痛风

痛风主要是由于尿酸盐最易沉积于关节，引起关节疼痛。由于白天活动量较大，血液循环较快，喝水多，排尿也多，促使尿酸排出，疼痛就有所缓解；夜间血液循环减缓，排尿减少，尿酸盐沉积增加，加重关节局部组织的刺激而疼痛明显。因此痛风最典型的症状就是夜间脚趾小关节疼痛。如果脚趾小关节疼痛夜间明显，并伴有局部发红、发热、肿胀等不适，就应高度警惕痛风，尤其是肥胖者、有痛风家族史者更应注意。

鉴别其他常见骨关节病变

一般情况下，尿酸愈高愈容易引起痛风性关节炎的发作，发热、周身疼痛等全身症状也较明显，病情也较重。个别尿酸特别高者，可引起急性肾衰竭，预后严重。但也有例外情况，如有的患者关节炎发作较重，但尿酸仅轻度升高甚至正常；有的患者关节炎发作并不十分严重，但尿酸却明显升高。这与个体差异有关，同时也与体内是否尿酸波动有关。

临床上有些患者既有关节痛，也有尿酸高，但不一定就是痛风。有时痛风或高尿酸血症可与其他骨关节病变合并存在，如有的患者既有痛风，也有膝关节退行性病变等。这种情况，需要及时检查，明确诊断。

容易跟痛风混淆的疾病包括：假性痛风、类风湿关节炎、风湿性关节炎、急性蜂窝组织炎、单纯拇趾滑囊炎、外伤性关节痛、化脓性关节炎、结核性关节炎及退行性关节炎等。

假性痛风

假性痛风指的是焦磷酸钙双水化合物结晶沉积于关节软骨所致的疾病，由于它是在1961年研究痛风的关节液时发现的，故称为假性痛风。它又可称焦磷酸钙双水化合物沉积症或软骨钙化症，是由焦磷酸钙双水化合物结晶诱发的滑膜炎。此病急性发作时突然起病，关节呈红、肿、热、痛的表现，关节腔内常有积液。最多发生于膝关节及其他常见的髋、踝、肩、肘、腕等大关节，偶尔累及指、趾关节，但很少像痛风那样侵犯大趾，而且常为单个关节急性发作。手术和外伤可诱发。

慢性的假性痛风可侵犯多个关节，呈对称性，进展缓慢，与骨关节炎相似。假性痛风的临床表现与痛风相似，但较轻，四肢小关节较少受累，而痛风好发于四肢小关节。

假性痛风急性发作时血沉增快，白细胞增高，尿酸值不高。关节滑液中可发现焦磷酸钙双水化合物结晶。X线片上可见关节软骨呈点状和线状钙化斑。关节穿刺液检查示雪花样焦磷酸盐钙结晶。

假性痛风在治疗上通常给予对症消炎治疗，难治病例可行关节腔穿刺放液，关节畸形者给予理疗，必要时行矫形手术等。

类风湿关节炎

多由一个关节起病，以手的中指指间关节首发疼痛，继而出现其他指间关节和腕关节的肿胀疼痛。也可累及踝、膝和髋关节，常为对称性，病变关节活动受到限制，有僵直感，以早晨为重故称晨僵。可伴有全身发热。晚期病变关节附近肌肉萎缩，关节软骨增生而出现畸形。

风湿性关节炎

起病急剧，常为链球菌感染后出现，以膝、踝、肩和髋关节多见。病变关节出现红肿热痛，呈游走性，肿胀时间短，消失快，常在1～6周内自然消肿，不留下关节僵直和畸形改变。

急性蜂窝组织炎

急性蜂窝组织炎是皮下、筋膜下、肌间隙或深部蜂窝组织的一种急性弥漫性化脓性感染，好发于下肢、足、外阴及肛周等处。急性蜂窝组织炎，局部红肿多不明显，常只有局部水肿和深部压痛，但若病情严重，全身症状剧烈，有高热、寒战、头痛、全身无力、白细胞计数增加等。其特点是病变不易局限，扩散迅速，与正常组织无明显界限。其上可发生水疱，中央炎症明显，局部有疼痛及压痛。可出现破溃、排脓，亦可不破、吸收、消退。炎症可由皮肤或软组织损伤后感染引起，亦可由局部化脓性感染，直接经淋巴、血流扩散，甚至可并发转移性脓肿、败血症。

外伤性关节痛

急性外伤性关节痛常在外伤后即出现，受损关节疼痛、肿胀和功能障碍。慢性外伤性关节炎有明确的外伤史，反复出现关节痛，常受过度劳动、负重及气候寒冷等刺激诱发，药物及物理治疗后缓解。

化脓性关节炎

起病急，全身中毒症状明显，早期则有畏寒、寒战和高热，病变关节红肿热痛。但位置较深的肩关节和髋关节则红肿不明显。患者常感病变关节持续疼痛，功能严重障碍，各个方向的被动活动均引起剧烈疼痛，常不愿活动患肢。

结核性关节炎

儿童和青壮年多见。负重大，活动多，肌肉不发达的关节，易于患结核。其中脊柱最常见，其次为髋关节和膝关节。早期症状和体征不明显。活动期常有疲劳低热、盗汗及食欲下降。病变关节肿胀疼痛，但疼痛程度较化脓性关节炎轻。活动后疼痛加重。晚期有关节畸形和功能障碍。

退行性关节炎

早期表现为步行、久站和天气变化时病变关节疼痛，休息后缓解，如受累关节为掌指及指间关节。除关节疼痛外，患者常感觉手指僵硬肿胀，活动不便。如病变在膝关节则常伴有关节腔积液，皮温升高，关节边缘有压痛。晚期病变关节疼痛加重，持续并向他处放射，关节有摩擦感，活动时有响声。关节周围肌肉挛缩常呈屈曲畸形，患者常有跛行。

长期关节痛误诊为关节劳损

患者男性，54岁，素来肥胖，长期从事导游工作，一年前开始出现右踝关节疼痛，当时不以为意，以为关节劳损，到西医诊所就诊，给予止痛药治疗。服用止痛药后，患者数天内疼痛消除，但每每外出带团行走过多，或进食较多肥腻食物及饮酒之后，就会疼痛发作，开始时自服止痛药多能缓解，后渐难缓解，加量服用也无济于事。有一次在内地带团时再次发生踝关节剧痛、局部红肿灼热，当地一个朋友也有类似情况，给予类固醇服用迅速止痛。此后患者一有疼痛就服用类固醇和止痛药。近来发现其面部肥胖，1周前踝关节疼痛再发，前来就诊。查血压为156/94mmHg。进行抽血检查提示，血肌酐升高达115μmol/L，尿酸为572μmol/L，血脂肪升高，尿pH5.0。

[评述] 痛风发作，通常以跖趾关节为常见，但也常发于其他关节。劳累与多走路为痛风发作的重要诱因。患者素来肥胖、血脂高，在外饮食多肉少菜，加上导游工作常因上厕所不方便而养成了少喝水的习惯，又多出汗等等，这些都是容易罹患高尿酸血症、痛风的重要原因。患者关节疼痛，没有及时很好地检查和治疗，误认为是劳损关节疼痛。而过多服用止痛药，没有进行合理饮食及降尿酸等措施，甚至后来自行服用类固醇，更是错上加错，这会导致肾功能受损等不良后果。

[正确的处理方法]

及时控制饮食，采用低嘌呤、优质低蛋白饮食。

服用降尿酸药物，可配合中医药治疗。

服用小苏打等以碱化尿液，将尿液pH调至6.5～6.9。

多喝水以保持小便清、大便通等，促进尿酸的排出。

针对痛风、尿酸高等，应及时复查尿酸、尿pH等，并进一步检查是否有更多其他并发症，以确定进一步治疗措施。

另外，针对可能并发高血压病，应该多次检查，如果仍提示高血压，需及时给予规范的降压治疗。针对可能出现的肾损害等并发症，应及时复查血肌酐及尿蛋白等，以了解肾功能受损情况并进一步治疗。

治疗痛风

痛风的正确治疗观念不只是在治疗关节的痛，关节是否疼痛也不应该是判断痛风疗效的唯一指标。

更重要的是要长期将体内尿酸值控制在理想范围，才不会令过多的尿酸到处结晶沉淀，造成不可恢复的伤害。痛风患者又常常并发很多疾病，因此防治并发症也至关重要。

许多痛风患者在痛风发作时才就医，一旦关节不痛就忘记继续接受治疗，忽略了此时体内的尿酸值还是过高的事实，等到沉积的尿酸结晶造成肾脏损害为时已晚。

中医治疗痛风

中医学对痛风的认识是从对关节疼痛等症状开始。《黄帝内经》称关节痛为"痹证"，张仲景称其为"历节"。现代中医学则对关节疼痛性疾病多称为痹证，目前多按痹证命名和辨证。中医学中很早就有"痛风"病名的记载，他们所描述的症状与现代医学之痛风有相似之处，也包括了其他原因所导致的关节疼痛疾病。梁代陶弘景《名医别录》首先记载了痛风名："独活，微温，无毒。主治诸贼风，百节痛风无久新者。"

现代医学概念的痛风是指关节炎，一种由高尿酸血症所导致的关节炎，因此也可称为尿酸性关节炎，或高尿酸血症性关节炎。痛风是尿酸性关节炎的中文译名，只是翻译成中文时借用了中医学中"痛风"一词，这么一借用，就成了西医的专用名词了。

唐代王涛《外台秘要》描述了痛风疼痛的特点："大多是风寒暑湿之毒，因虚所致，将摄失理……昼静而夜发，发时彻骨绞痛"。

中医学对痛风病因和病机的认识

李东垣认为痛风内因与血虚有关，外因与感受寒、热之邪有关："痛风者多属于血虚，然后寒热得以侵之"。

朱丹溪对痛风之记载最详，朱氏《格致余论·痛风论》："彼痛风者，大率因血受热，已自沸腾，其后或涉冷水，或立湿地，或扇取凉，或卧当风。寒凉外搏，热血得寒，污浊凝涩，所以作痛。夜则痛甚，行于阴也。治法以辛热之剂。流散寒湿，开发腠理，其血得行，与气相和，其病自安。"明《万病回春》指出痛风的病因："膏粱之人，多食煎炒、炙爆、酒肉热物蒸脏腑，所以痛风、恶疮、痛疽者最多。"

痛风发生的病机，外因多为风寒湿热之邪侵袭人体，痹阻经络；内因则为体质亏虚、正气不足、劳倦过度或汗出当风，卫气不固，外邪乘虚而入，以致经络阻滞，气血运行不畅引起关节、肌肉疼痛、屈伸不利而成痹证。痹证日久不愈，血脉瘀阻，津聚痰凝，由经络及脏腑，可导致脏腑痹。

初病属实，久病必耗伤正气而虚实夹杂，伴见气血亏虚、肝肾不足的证候。邪伤肾阴，阴虚内热，热熬津液，尿中杂质结为砂石，则为石淋；湿热浸淫，热伤肾络，迫血妄行则为血淋。故病变初期在关节经络，后期则伤及肾脏，既可表现为肾虚内热，砂石阻滞，也可表现为肾气亏损，封藏失职，甚至脾肾两亏，湿浊留滞而呈"关格"之证。

国医大师朱良春教授从临床观察，认为痛风多以中老年，形体丰腴，或有饮酒史，喜进膏粱肥甘之人为多；关节疼痛以夜半为甚，且有结节，或溃流脂液。从病因来看，受寒受湿虽是诱因之一，但不是主因，湿浊瘀滞内阻，才是其主要病机，且此湿浊之邪，不受之于外，而生之于内。因为患者多为形体丰腴之痰湿体质，并有嗜酒、喜啖之好，导致脏腑功能失调，升清降浊无权，因之痰湿滞阻于血脉之中，难以泄化，与血相结而为浊瘀，滞留于经脉，则骨节肿痛，结节畸形，甚则溃破，渗溢脂膏。或郁闭化热，聚而成毒，损及脾肾，初则腰痛、尿血，久则壅塞三焦，而呈"关格"危候，凡此悉皆浊瘀内阻使然，实非风邪作祟，故称之为"浊瘀痹"。

朱丹溪治疗痛风

《丹溪心法·痛风附肢节痛》载："四肢百节走痛是也，他方谓之白虎历节风证。大率有痰、风热、风湿、血虚。因于风者，小续命汤；因于湿者，苍术、白术之类，佐以竹沥；因于痰者，二陈汤加酒炒黄芩、姜活、苍术；因于血虚者，用芎、归之类，佐以红花、桃仁。大法之方：苍术、川芎、白芷、南星、当归、酒黄芩。在上者，加羌活、威灵仙、桂枝。在下者，加牛膝、防己、木通、黄柏。血虚，《格致余论》详言，多用川芎、当归，佐以桃仁、红花、薄桂、威灵仙。治痛风，取薄桂味淡者，独此能横行手臂，领南星、苍术等药至痛处。"

朱丹溪对治疗痛风留下了很多方剂，这些治法与方剂至今仍广泛用于中医临床上。

臂痛方 苍术一钱半，半夏、南星、白术、酒芩（炒）、香附各一钱，陈皮、茯苓各半钱，威灵仙三钱，甘草少许，别本加羌活一钱。

二妙散 治筋骨疼痛因湿热者，有气加气药，血虚者加补药，痛甚者加生姜汁，热辣服。黄柏（炒）、苍术（米泔浸、炒）。

趁痛散 乳香、没药、桃仁、红花、当归、地龙（酒炒）、牛膝（酒浸）、羌活、甘草、五灵脂（酒淘）、香附（童便浸），或加酒芩、炒酒柏。

八珍丸 乳香、没药、代赭石、穿山甲（生用）各三钱，羌活、草乌（生用）各五钱，全蝎（炒）21个，川乌（生用）一两，不去皮尖。上为末，醋糊丸如梧子大。每21丸，温酒送下。

四妙散 威灵仙（酒浸）五钱，羊角灰三钱，白芥子一钱，苍耳一钱半（一云苍术）。上为末。每服一钱，生姜一大片，捣汁，入汤调服，与二妙散同调服。

此外，朱丹溪对痛风拟定了加减方法。

又有痛风而痛有常处，其痛处赤肿灼热，或浑身壮热，此欲成风毒，宜败毒散。凡治臂痛以二陈汤加酒炒黄芩、苍术、羌活。

如肢节痛，须用羌活，祛风湿亦宜用之。如肥人肢节痛，多是风湿与痰饮，流注经络而宜南星、半夏；如瘦人肢节痛，是血虚，宜四物加防风、羌活；如瘦人性急燥而肢节痛发，是血热，宜四物汤加黄芩、酒炒黄柏；如肢节肿痛脉滑者，当用燥湿，宜苍术、南星，行气药木香、枳壳、槟榔，在下者加汉防己；若肢节肿痛脉涩数者，此是瘀血，宜桃仁、红花、当归、川芎及大黄微利之；如倦怠无力而肢节痛，此是气虚，兼有痰饮流注，宜参、术、星、半。

朱丹溪还为痛风制定了上中下通用痛风方。

组成：黄柏（酒炒）二两，苍术（泔浸）二两，南星二两，防己五钱，桃仁（去皮、尖）五钱，龙胆草五分，白芷五钱，川芎一两，炒神曲一两，桂枝三钱，威灵仙三钱，红花一钱半，羌活三钱，曲糊丸。

本方作为治疗痛风方收入了汪昂编写的方剂歌诀之中：黄柏苍术天南

星，桂枝防己及威灵，桃仁红花龙胆草，羌芷川芎神曲停，痛风热湿与痰血，上中下通用之听。

此于风寒湿之外，兼治痰滞血结。丹溪原谓通剂，不过举此以示大法。要知病在经，必须据症用药，不得用此共同之剂，以犯实实虚虚之戒。此方多属燥药，阴虚血不荣筋而痛者禁用。

中医治疗痛风的思路

中医学重视整体观点，采用"急则治标、缓则治本"的原则，分期分型，辨证结合辨病治疗。

急性期，邪实壅盛，证情急迫，宜祛邪为主，或清利湿热，或温散寒湿，或理气和血止痛，使邪去正安。另可配合中药外洗、外敷。

慢性期，则本虚标实。本虚是痛风的根本病机，而标实是病理因素。本虚标实互参，遣方用药体现"扶正祛邪""治病求本"的精神。

同时结合辨病治疗，针对血中尿酸含量过高，选用桂枝、桑枝、土茯苓、萆薢、忍冬藤、木瓜、车前子、金钱草、茵陈等。

中医治疗痛风的科研实证

尿酸是核酸中嘌呤碱的氧化物，尿酸排量是反映机体核酸代谢水平的客观指标。当机体代谢增强或降低时，则尿酸排量有相应的增高或降低。

临床研究表明：阳虚者及具有阳虚证候者，其尿酸排量与阴虚者，或其他患者，或正常人比较，均明显低下。具有阴虚证候的患者，其尿酸排量比阳虚证候或无阴虚证候患者明显增高。

高尿酸血症中医证型中，脾虚夹湿型和肾虚湿热血瘀型为高尿酸血症的常见证型。

行气利水药如冬瓜皮、大腹皮、桑白皮、陈皮、木香、茯苓皮等，可降低尿酸，同时使尿中尿酸排泄量有一定程度的增加。泄浊化瘀药中，土茯苓、萆薢可使尿酸降低，威灵仙可溶解尿酸，生薏苡仁、泽泻、车前子可排泄尿酸。百合、山慈菇等含有秋水仙碱，可能对治疗痛风有一定效果。芫花所含的芫花素、木樨草素及大黄所含的大黄素对黄嘌呤氧化酶有明显的抑制作用，能减少尿酸的合成。秦皮、车前草、土茯苓、苍术、石蒜等能促进尿酸排出。大黄通腑泄浊排便，大黄等通便药可以促进尿酸由大便排出。车前子亦能促进尿酸通过小便排出。

中药内治法

若单纯尿酸高，或处于静止期，患者多表现为脾肾不足，湿浊及湿热病机，可用健脾补肾降浊之法治疗。痛风发作时大多表现为"热痹"，因此原则上应该选用有清热作用的中药，例如黄柏、防己、忍冬藤等。如表现为外寒内热，可用散寒通痹的中药，如羌活、独活、秦艽、香附之类。

辨证论治

对于以关节疼痛为主的痛风，可以参考痹证进行辨证治疗。但单以辨证治疗，有时针对性不强，应该结合辨病治疗，在加减选用药物时加用具有降尿酸作用的中药。

行痹

〔症状〕肢体关节、肌肉酸痛，关节屈伸不利，或有恶风发热，舌苔薄白或薄腻，脉浮

〔治法〕祛风通络，散寒除湿

〔方药〕防风汤加减

以防风汤加减，方以防风、麻黄、秦艽、葛根祛风除湿；肉桂、当归温经活血；茯苓健脾渗湿，姜、枣、甘草和中调营。

痛痹

〔症状〕肢体关节疼痛较剧烈，甚至关节不可屈伸，遇冷痛甚，得热则

减，痛处多固定，皮色不红，触之不热，苔薄白，脉弦紧

〔治法〕温经散寒，祛风除湿

〔方药〕乌头汤

方中以制川乌、麻黄温经散寒，宣痹止痛；芍药、甘草缓急止痛；黄芪益气固表，并能利血通痹；蜂蜜甘缓，益血养筋，制乌头燥热之毒。可选加羌活、独活、防风、秦艽、威灵仙等祛风除湿。加姜黄、当归活血通络。寒甚者可加制附子、桂枝、细辛温经散寒。

着痹

〔症状〕肢体关节疼痛重着、酸楚，或有肿胀，痛有定处，肌肤麻木，手足困重，活动不便，舌苔白腻，脉濡缓

〔治法〕除湿通络，祛风散寒

〔方药〕薏苡仁汤加减

方以薏苡仁、苍术健脾渗湿；羌活、独活、防风祛风胜湿；川乌、麻黄、桂枝温经散寒；当归、川芎养血活血；生姜、甘草健脾和中。关节肿胀者，加秦艽、草薢、防己、木通、姜黄除湿通络。肌肤不仁，加海桐皮、稀莶草祛风通络，或加黄芪、红花益气通痹。

热痹

〔症状〕肢体关节疼痛，痛处掀红灼热，肿胀疼痛剧烈，得冷则舒，筋脉拘急，日轻夜重，多兼有发热，口渴，烦闷不安，舌质红，苔黄腻或黄燥，脉滑数。此类多属于痛风急性发作者

〔治法〕清热通络，祛风除湿

〔方药〕白虎加桂枝汤

方以白虎汤清热除烦；桂枝疏风通络。可加银化藤、连翘、黄柏清热解毒；海桐皮、姜黄、木防己、威灵仙等活血通络，祛风除湿。若皮肤有瘀斑者，酌加丹皮、生地、地肤子清热凉血散瘀。

辨证加减

痛风临床上以复合症为主，通常是几种证型同时出现。以下列举不同情况。

关节疼痛为主

可分别选用祛风湿散寒药、祛风湿清热药及祛风湿、强筋骨等药。

祛风湿散寒药：独活、木瓜、威灵仙、海风藤、乌梢蛇、豨莶草、臭梧桐等。

祛风湿清热药：秦艽、防己、桑枝、海桐皮、臭梧桐、络石藤。

祛风湿、强筋骨药：狗脊、千年健、桑寄生、五加皮等，本类药物既能散风除湿以祛邪，又能补益肝肾以强身，适于风湿痹痛兼肝肾亏虚之证。

痛风为外感所诱发

可配合祛风解表治疗，可选用麻黄、桂枝、防风、羌活、白芷等药。

关节僵硬、畸形

可加强活血化瘀通络之药，如蜈蚣、乌梢蛇、穿山甲、桃仁、红花、络石藤、宽筋藤、鸡血藤等。活血通络药：川芎、延胡索、丹参、桃仁、益母草、泽兰、牛膝、鸡血藤、王不留行、姜黄、乳香、没药等。

痛风结节溃破

加法半夏、猫爪草、穿破石、海藻、山慈菇等祛痰软坚、散结通络之品。如痛剧烈，局部可外敷中药以清热消肿。

单纯尿酸高

患者多表现为脾肾不足、湿浊内盛，可用健脾、补肾、降浊之法，选用茯苓、苍术、淫羊藿、薏苡仁、车前草、萆薢、金钱草等。

辨病治疗

血中尿酸增高是引起痛风及其并发症的根本原因，因此降低尿酸十分重要。选用中药，除了按辨证原则之外，还可以参考现代中药药理研究的结果进行辨病治疗。

继发性高尿酸血症患者，应积极寻找原发病因，如血液病、肾脏病、药物所致者等，积极治疗这些原发疾病，可控制高尿酸血症。寒冷刺激、情绪紧张、感染及高嘌呤饮食、不恰当的药物使用等，均可加重或诱发痛风。

在继发性骨髓增生性疾病化疗或放疗时，细胞分裂增殖过盛或急剧破坏、核酸分解突然增加而大量产生尿酸，尿酸结晶在肾集合管、肾盂、肾盏及输尿管，迅速沉积，可引起急性梗阻性肾病。对这种患者及时预防性使用排尿酸中药大黄、秦皮、车前草、土茯苓等，可防止急性梗阻发生。

处理高尿酸血症

由于尿酸的来源中，内源性占了八成，外源性占两成。而尿酸的排泄，三分之一由胃肠道排出，三分之二从肾排出，故可从这两个角度加以解决。

减少尿酸的生成：减少蛋白质的摄取量，控制高嘌呤饮食，可以减少尿酸的来源。芫花所含的芫花素、芹菜素及大黄所含的大黄素对黄嘌呤氧化酶有较强的抑制作用，从而能减少尿酸的合成。

促进尿酸的排出：秦皮、车前草、土茯苓、苍术可以促进尿酸从尿液排出；而大黄等通便药可促进尿酸从大便排出。

处理急性发作痛风

痛风性关节炎通常采用非皮质类消炎药治疗，祛风湿中药大多属于这一类。痛风性关节炎急性发作大多表现为"热痹"，因此，原则上应该选用有清热作用的消炎中药，例如：黄柏、防己、忍冬藤等。但如果在寒冷地区或因受寒而发作者常表现为外寒内热，此时应用散寒通痹的中药，如：羌活、独活、秦艽、香附之类。百合、山慈菇等有秋水仙碱样作用，能抑制白细胞趋化，从而减轻痛风性关节炎的炎症。此外，还可给予外敷、熏洗等。

知识链接 🔍

痛风急性发作后可以根治吗

痛风急性发作一般持续3~10天，但如果获得有效的治疗，持续时间会明显短些；如果曾经有痛风发作，则今后再发的机会很大；如果痛风发作后，尿酸仍未获得控制，则痛风通常很快再复发，且愈来愈严重、间隔的时间愈来愈短，也有患者长期疼痛不解。

但如有效改变生活方式，坚持长期的治疗，尿酸控制在目标值之下，痛风发作往往可获得避免。

痛风急性发作过后，如果尿酸控制不理想，以后还可能会发作，更可怕的是长期高尿酸血症会导致包括肾衰竭在内的其他严重疾病。因此，痛风急性发作过后还要重视规范治疗。

中药外治法

对于痛风的治疗，中医外治法通常用于痛风急性期，主要包括外敷和熏洗等方法。

外敷

如意金黄散外敷

〔功效〕清热消肿止痛

〔主治〕痛风，证属热痹者

〔处方〕天花粉300g，黄柏、大黄、姜黄、白芷各150g，厚朴、陈皮、甘草、苍术、生南星各50g，共研细末装入瓶内备用。

〔制作与用法〕取如意金黄散适量，用鸡蛋清调为糊状，敷于病痛处关节，外用无菌敷料覆盖，6～9个小时换药一次。

芦荟外敷

〔制作与用法〕取新鲜芦荟约180g，打烂后，外敷患处，每日2～3次。

熏洗

泡脚可作为辅助治疗，消除关节僵硬、肿胀、疼痛，恢复关节活动功能，并防止关节畸形，一般温度不宜太高。每次浸泡20分钟左右。

外洗经验方：细辛10g，忍冬藤30g，海桐皮30g，艾叶10g，木瓜30g，威灵仙30g，苍术20g，黄柏30g。水煎取液，熏洗患处，每次半小时，每日2～3次。

针灸治疗

针灸疗法多数用于治疗痛风急性发作期、痛风石，有的还可用于慢性痛风者。针灸疗法主要包括体针、体针加指针、梅花针加拔罐、刺血、刺血加拔罐、火针、火针放血、针灸配合内服中药以及腹针等疗法。

体针疗法

〔取穴〕主要是受累关节局部取穴。患处于跖趾关节者，取阿是穴、八风、内庭、太冲；于踝关节者，取阿是穴、昆仑、丘墟、解溪、太溪；于掌指、指关节者，取指间关节、阿是穴、四缝、八邪、三间；于腕关节者，取阿是穴、阳池、阳溪、合谷；于肘痛者，取合谷、手三里、曲池；于肩痛者，取肩井及压痛点；于膝关节者，取内、外膝眼、阳陵泉、梁丘、委中、膝阳关、足三里。

〔配穴〕风热湿盛者，加大椎、身柱、曲池；痰瘀痹阻，加膈俞、血海、脾俞、内关、膀胱俞。

〔治法〕大椎、身柱、曲池及诸背俞穴行中强刺激，不留针。再针病变关节处之俞穴，可行齐刺、扬刺、关刺、输刺等方法，以疏通关节的气血瘀滞，针后也可摇大针孔，或用粗针针之，使局部出血。以上治疗每日1次，15次为1个疗程。关节肿痛严重者，或梭状者，可在局部用三棱针电刺放血，配以拔罐，拔出瘀血，每隔2～3天再行1次，5次为1个疗程。一般风寒湿阻者宜针灸并施；风湿热郁者宜针不宜灸；正虚病久者以灸为宜。

体针加指针疗法

〔取穴〕阿是穴。阿是穴位置为痛风石所在的部位。

〔治法〕寻得阿是穴后，由痛风石的基底部从左右前后方向刺入4针，再沿痛风石正中与刺入痛风石基底部针垂直方向刺入1针，采用提插捻转法，得气后留针20分钟。起针后以拇指用一指禅手法推患部，同时采用按压挤揉法，时间为15分钟。隔日1次，5次为1个疗程。

梅花针加拔罐疗法

〔治法〕在关节肿痛处常规消毒，用梅花针重叩至皮肤出血，加拔火罐，瘀血出净后（约5～10分钟）取罐，棉球擦净。每周2次，4次为1个疗程。皮肤痛、血友病等凝血功能障碍者禁用。

刺血疗法

〔取穴〕主穴分两组，第一组：阿是穴、太冲、内庭、对应点；第二组：曲池、阳池、阳溪、太冲、丘墟、太溪、阳陵泉、血海。

阿是穴位置为红肿热痛最明显处，对应点位置则是健侧手部阿是穴的对应部位。

〔治法〕每次取一组，两组可交替应用，亦可单用一组。第一组每次均取，仅取患侧穴；第二组每次取2～3穴，交替选取，其中除阳池、太溪、血海取患侧外，其余均取双侧。

第一组穴刺法：先用三棱针点刺阿是穴，放血数滴，然后以26号1.5寸毫针，刺对应点1针，患侧针太冲、内庭，并以15度角三针围刺阿是穴，此三针针尖指向三棱针放血处，使用泻法，留针30分钟。

第二组穴刺法：在所选穴区先用手指拍打数次，使局部充血，行常规消毒，手按压穴位两旁，使皮肤绷紧，以小号三棱针，快速点刺穴位，深度视腧穴而定。挤压出血，部分穴中加拔火罐，出血量以3~10ml为宜。消毒局部，并加敷料包扎固定。两法每周治疗1~2次，3~7次为1个疗程，疗程间隔一周。

刺血加拔罐疗法

〔取穴〕阿是穴。阿是穴位置为红肿明显处。

〔治法〕令患者取卧位，将阿是穴消毒，用七星针重叩至皮肤出血，注意要将红肿处全部叩遍。立即加拔火罐，小关节处可用去底磨平之青霉素小瓶以抽气法拔之，等瘀血出净，取罐，用干棉球擦去瘀血。每处每次宜拔出瘀血5~10ml为宜。每周2次，4次为1个疗程。

火针疗法

〔取穴〕主穴为行间、太冲、内庭、陷谷；配穴为丘墟、大都、太白、血海、膈俞、丰隆、脾俞、太溪、三阴交。

〔治法〕主穴每次取2个，根据症情配穴酌取1~2个。足部腧穴用粗火针，踝关节以上腧穴用细火针。针足部穴位时，令患者取直立位或坐位，双足垂地，在足下垫几层草纸，穴位以碘酒、酒精严格消毒后，将火针在酒精灯上烧至通红转白亮时，对准穴位速刺疾出，深度为0.3~1寸，每穴刺1~3针，出针后即有暗红色血液从针孔喷出，待出血达10~30ml后才可止血。

一般而言，出血初为暗红色，待血色由暗至淡时，会自行止血，若出血不止，可加压止血。踝以上穴位可取坐位，每穴刺1针。对痛风性关节炎急性发作者，可在红肿的患部散刺数针，使浆性渗出物排出。上法每周治疗一次，并嘱患者在48小时内保持针孔清洁。注意：有血液病患者禁用本法。足部腧穴火针点刺出血量多（最多不超过30ml）是一次治愈的关键。

火针放血疗法

〔取穴〕行间、太冲、内庭、陷谷。

〔配穴〕湿热蕴结，加丘墟、大都、太白；瘀热阻滞，加血海、膈俞；痰浊阻滞，加丰隆、脾俞；肝肾阴虚，加太溪、三阴交。

〔治法〕均患侧。足部穴位用粗火针，余穴用细针。穴位消毒后，用酒精灯将火针烧至由通红转白亮时，对准定位速刺疾出，深0.3～1寸，每穴1～3针。足部穴位以出血为度，每次总血量少于100ml，出血不止，加压止血。每周1次，48小时保持针孔清洁干燥。炎性发作可在红肿处散刺数针，使炎性渗出物排出。凝血障碍者禁用。

针灸配合内服中药疗法

〔取穴〕主穴为阿是穴、三阴交、丘墟、太白、太冲、内庭；配穴为趾部加大都，踝部加商丘，膝部加犊鼻。阿是穴位置为痛风发作之红肿处。

〔治法〕主穴每次取3～4穴，据发病部位加配穴。阿是穴用梅花针叩刺，红肿甚者叩刺出血，局部肿胀不显者，叩至局部潮红，其他穴位用28号1.5寸毫针，刺之得气后，施提插捻转手法，或急性期用泻法，恢复期平补平泻法。留针30分钟，每隔10分钟施手法1次。每日1次。

加服中药：防己3g，生黄芪12g，白术12g，桑枝15g，忍冬藤30g，牛膝12g，木瓜18g，地龙12g，白芍15g，桑寄生18g，全蝎4条，蜈蚣2条。后二种焙干研细末，分2次冲服。上药每天一剂，水煎分两次内服。针刺服药均以7天为1个疗程，一般需进行2个疗程。

腹针疗法

腹针疗法适用于急性、慢性痛风的病例。腹针疗法为著名针灸学家薄智云教授始创，国医大师邓铁涛教授誉此为"中医走向世界的先驱"。

痛风急性发作的腹针治疗

主穴（君、臣）：中脘、下脘、气海、关元（引气归元）。

辅穴（佐、使）：腹四关（滑肉门，双穴；外陵，双穴；左右共四个穴位组成）、上风湿点（双穴）。

辨证：痛风常犯膝、踝、脚趾取下风湿点（双穴）、下风湿下点。痛风常犯腕、手指和肘等部位时取上风湿点（双穴）。

慢性痛风关节炎的腹针治疗

主穴（君、臣）：中脘、下脘、气海、关元穴（引气归元）、中极。

辅穴（佐、使）：下风湿下点气旁（双）、气穴（双）、腹四关（滑肉门，双穴；外陵，双穴）、下风湿点（双）、下风湿下点（双）。腕、手指和肘等部位时取上风湿外点（双）。

推拿疗法与痛风

由于痛风发作时骨关节疼痛，因此有时患者会采取推拿、按摩疗法，但是由于痛风是因尿酸盐沉积所导致的，故在急性期一般来说不宜推拿治疗，否则有可能加重病情。在间歇期，主要治疗在于降低尿酸，采用饮食控制、服用药物等，一般也不需要推拿治疗。

对于高尿酸血症或痛风急性发作之初，诊断未清时，如不适当地给予推拿按摩，则可能诱发痛风或者加重病情。曾接诊一患者出差久行之后，出现足踝关节轻度疼痛，被认为由于运动劳损导致关节疼痛，遂被施以推拿按摩，两小时后，所被按摩之踝关节剧痛难忍，局部红肿发热，进一步检查确定为痛风发作。

中医名家诊治经验

朱良春教授

朱良春教授为中医界泰斗、著名中医药学大家、国医大师，对痛风的诊治有极其丰富的经验。

名家观点及治疗特点

认为此证以湿毒为主因，但往往兼夹风痰、瘀血为患。系湿浊瘀阻、停着经隧而致骨节肿痛、时流脂膏之证。

治宜化湿浊，通经络，蠲痹显著。应予搜剔湿热蕴毒，注重健脾胃、祛风湿的重要性，故取土茯苓健胃、祛风湿之功。

常用土茯苓为主药治疗痛风，在用量上突破常规，一般每日用60～120g。恒以土茯苓为主药，参用虫蚁搜剔、化痰消瘀之品，屡收佳效。

〔常用处方〕土茯苓60g，威灵仙30g，全当归、萆薢、汉防己、桃仁泥、炙僵蚕各10g，玉米须20g，甘草5g。

朱老认为："土茯苓、萆薢、威灵仙三味为主药，三药合用，有非常显著的排尿酸作用。"威灵仙用量一般为30g，少则乏效。

痛风之发生，是浊瘀为患，故应坚守"泄化浊瘀"这一法则，审证加减，浊瘀即可逐渐泄化，而尿酸亦将随之下降，从而使分清泌浊之功能恢复，而趋健复。

痛风虽然也属于痹证范围，具有关节疼痛、肿胀等痹证的共同表现，但浊瘀滞留经脉乃其特点，若不注意此点，以通用治痹方药笼统施治，则难以取效。

〔常用处方用药〕土茯苓、萆薢、薏苡仁、威灵仙、泽兰、泽泻、秦艽是泄浊解毒之良药，伍以赤芍、地鳖虫、桃仁、地龙等活血化瘀之品，则可促进湿浊泄化，溶解瘀结，推陈致新，增强疗效，能明显改善症状，降低尿酸浓度。

蕴遏化热者，可加清泄利络之葎草、虎杖、三妙丸等；痛甚者，伍以全蝎、蜈蚣、延胡索、五灵脂以开瘀定痛；漫肿较甚者，加僵蚕、白芥子、陈胆星等化痰药，可加速消肿缓痛；如关节僵肿、结节坚硬者，加炮甲、蛞蝓、蜂房等可破结开瘀，既可软坚消肿，亦利于降低尿酸指标。

如在急性发作期，宜加重土茯苓、萆薢之用量，并依据证候偏热、偏寒之不同而配用生地、寒水石、知母、水牛角等以清热通络；或加制川乌、制草乌、川桂枝、细辛、仙灵脾、鹿角霜等以温经散寒，可收消肿定痛、控制发作之效。体虚者，应选用熟地黄、补骨脂、骨碎补、生黄芪等以补肾壮骨。至于腰痛血尿时，可加通淋化石之品，如金钱草、海金沙、芒硝、小蓟、茅根等。

张琪教授

笔者导师、国医大师张琪教授为黑龙江中医研究院主任医师、黑龙江中医药大学教授，也为当今著名的中医药学大家和临床家。张教授对诊治肾病、痛风等病有非常丰富的经验，笔者有缘师从张老，受益良多。

名家观点及治疗特点

根据痛风临床以关节红、肿、热、痛反复发作，关节活动不灵活为主要表现，故认为痛风属于中医学"痹证"等病的范畴。

其病机为饮食厚味，外感寒邪，湿热痰浊壅滞，气血为之痹阻等。辨证按湿热痰浊瘀血痹阻，治疗着眼于局部趾踝关节肿痛，但经清热利湿、活血通络治疗，局部肿痛消除，检测尿酸下降至正常，而且远期疗效巩固。

中医学辨证论治从整体出发，标本兼治之综合性是中医治疗痛风的一大特色。

黄春林教授

黄春林教授是广东省中医院教授，国家名老中医学术继承导师，广东省名中医。笔者师从黄教授学习十余年，深得教益。

名家观点及治疗特点

痛风位在筋骨关节，其本在脾肾，皆由先天不足，后天失调，脾肾功能障碍，湿热、瘀血等病邪留滞关节而致。

主张首先辨证论治，通常分为：湿热痹阻证、瘀血痹阻证、肾虚湿热证、肾阴阳两虚证等证型，并需随症加减。同时强调辨病治疗，采用减少蛋白质的摄入量及控制高嘌呤饮食，可以减少尿酸的来源。

芫花所含的芫花素、芹菜素及大黄所含的大黄素对黄嘌呤氧化酶有较强的抑制作用，从而能减少尿酸的合成。配合秦皮、车前草、土茯苓、苍术以促进尿酸从肾排出；配合大黄等通便药可以促进尿酸从大便排出。

认为痛风性关节炎急性发作大多表现为热痹，因此原则上应该选用有清热作用的消炎中药，例如：黄柏、防己、忍冬藤等。但如果在寒冷地区或因受寒等，患者可表现为外寒内热，此时应用散寒通痹的中药，如：羌活、独活、秦艽、香附之类。百合、山慈菇等有秋水仙碱样作用，抑制白细胞趋化，从而减轻痛风性关节炎的炎症。

十分强调饮食疗法，在痛风急性发作时宜选用清热利湿的饮食，如薏米粥、金银花露，也可常食百合汤、百合粥、蒸慈菇片。百合、山慈菇主要成分含有秋水仙碱，对痛风有治疗作用。

胡源民主任医师

广东省中医院名师胡源民主任医师断症治病独树一帜，素以疗效卓著而著称，对中医治疗痛风深有体会。

名家观点及治疗特点

认为痛风属于痹证、历节范围，其病机为邪壅经络、关节引起气血郁滞不通。

邪乃湿浊之物。痛风患者多因禀赋、饮食肥腻、膏粱厚味太多，难以消化，湿浊积聚生热，停留肌肤骨骼之间，阻止气血不通而致。因而多采用除湿清热，行气活血，舒通经络，攻补兼施。

常用中药有豨莶草、络石藤、伸筋草、薏苡仁、海风藤、五加皮、桑枝、秦艽、威灵仙等。

吕景山教授

京城四大名医施今墨先生的弟子吕景山教授，常使用对药或药物组合治疗各种疾病。

〔常用处方用药〕土茯苓15～20g配车前子10～15g，为治疗痛风的首选对药，也可用为单方预防使用于湿毒型痛风，两者各取30g，水煎服，连服10～14天即有显效。

苍术10～15g配黄柏6～10g用于湿热型急性痛风发作。

土茯苓15～30g配萆薢15～30g用于急、慢性痛风，如湿热重、疼痛甚可加僵蚕、地龙各15g。

牡蛎30g配桂枝6～15g，用于寒湿化热型。

穿山龙6～10g配萆薢10～30g用于湿热痰瘀型痛风、痹证；穿山龙6～10g配知母10～15g，可用于止痛；巴戟天15g配知母15g用于热痛甚者；知母10～15g配秦艽6～10g两者合用镇痛效果强，也用于痛风属于热痹者；牡丹皮10～15g配丹参15～30g用于痛风痹证久之不愈，血脉瘀滞者；茵陈15～30g配虎杖15～30g，用于痛风湿热者，有时配伍赤芍药、水牛角其效果更彰；牛膝10～15g配防己10～15g用于足趾关节肿痛属于寒湿为患者；穿山龙3～10g配皂角刺6～10g用于急慢性痛风。

桑寄生10～30g配桑枝15～30g用于痛风痹痛诸症，证见四肢麻木拘挛、腰膝酸痛、骨节疼痛者，且量多用30g；海风藤10～15g配络石藤10～15g多用于全身游走性关节疼痛及风湿化热关节疼痛者；海桐皮6～10g配豨莶草6～10g用于筋骨不利、关节疼痛、肢体软弱无力者；当归6～10g配川芎6～10g可用于痛风诸证血瘀、血虚者。

补肾，化湿清热、活血通络止痛，缓解痛风持续状态

患者男性，49岁，过往痛风病史10多年，初期痛风发作一般持续3~4天，1~2年发作一次，每次服用中药多能缓解。5~6年后，每年发作3~6次，持续时间也延长，用药难以缓解。2个月前，患者右跖趾关节疼痛再起，持续2个月，服用止痛药、秋水仙碱等能暂时缓解，但停药3~4天则再发，或进食稍多则疼痛加重。2个月来节食，体重下降0.2~0.25kg，痛仍难止。右跖趾关节瘀红肿胀、灼热疼痛。多次检查尿酸、胆固醇、血糖均升高。大便偏硬，每日2次。夜尿2次，如多饮水则夜尿3~4次。有时腰膝关节疼痛。舌淡暗，有齿印，苔黄厚腻，脉滑。患者平时长期多食水果，一般每天吃4个以上苹果及2个以上橙。家族中有痛风病史，无饮酒史。平时经常感觉热气上涌，常流鼻血，常煲绿豆水清火。

〔诊断〕痛风

〔辨证〕肾虚，湿热瘀阻

〔治法〕补肾，化湿清热、活血通络止痛

〔处方〕萆薢30g，淫羊藿10g，山茱萸12g，土茯苓30g，苍术6g，党参15g，黄柏9g，薏苡仁30g，川牛膝12g，木瓜15g，秦艽12g，秦皮9g，延胡索15g，威灵仙15g，香附15g。每日1剂，连服4天。

〔嘱〕减少水果进食总量，每天勿超过2个苹果或1个橙；多饮水，勿服绿豆水，改服木瓜薏米茶，该方由青木瓜半条至1条，薏苡仁30g，土茯苓30g，绿茶10g组成。

〔二诊〕服药后症状明显改善，自我评价症状改善七成左右。大便硬，舌脉同前，局部红肿明显减轻。上方加大黄（后下）9g，桂枝

10g，车前子15g，每周4剂。

〔嘱〕平时可适当煲汤，可采用薏苡仁30g，百合30g，土茯苓30g，党参25g，田七5g，黑木耳15g，煲汤水饮用。偶可加少量脊骨或瘦肉调味煲汤喝。可每周约煲1~2次，但勿煲成老火汤，亦勿过量喝汤。

〔三诊〕2010年10月25日，疼痛范围稍微变大，但程度没有加重，局部不红，结节变平。大便偏硬。处方上方去黄柏，加山慈菇9g，金银花15g。每周4剂。

〔四诊〕2010年11月1日，疼痛范围变小，程度减轻。但大便硬明显。大黄后下改12g，加白芍药25g，每周4剂。

〔五诊〕2010年12月5日，关节无疼痛，大便调。嘱多饮水，饮食控制，中药如上方减大黄，每周3剂，继续观察调理。

〔评述〕痛风患者急性发作多表现为湿热瘀阻，应加强化湿清热、活血化瘀治疗。不过患者病史长、反复发作，疼痛持续不解，已有虚的本质，治疗上应在化湿清热、活血通络的基础上加强补肾益气，另发挥汤水辅助作用，标本兼治，病情获得缓解。

本例患者在饮食方面的控制不合理，控制富含嘌呤类食物是正确的，但长期大量进食水果与痛风难以缓解也有关系，而长期煲煮绿豆汤也不恰当。此外虽然通过饮食令体重下降，仍不能控制痛风发作。另外，在饮食控制同时，没有注意肾脏在排泄尿酸方面的重要作用，亦是造成痛风难以缓解的重要原因。通过配合补肾与益气，患者病情获得及时缓解。

西医治痛风

对于痛风治疗要树立正确的治疗观念，避免把关节是否疼痛作为判断痛风疗效的唯一标准，应该确立整体观点。

对于继发性痛风、高尿酸血症，主要根据其原发性疾病进行治疗，并配合饮食控制、碱化尿液、药物治疗等。对于一些短时间内严重尿酸升高者，要及时予以配合药物治疗，降低尿酸，特别严重者可考虑临时性透析疗法以降低尿酸。

不同阶段的治疗目标

痛风患者在其不同阶段，其治疗目标是有所不同的。

刚发现的高尿酸血症或无症状性高尿酸血症患者：应掌握降尿酸治疗的策略及时机，不管患者的性别、种族和年龄如何，尿酸超过饱和状态时，均可析出晶体，故尿酸的最佳目标控制值为6mg/dl以下，这是目前普遍认可的痛风引入目标策略的治疗理念。

患者属于痛风急性期：应迅速控制痛风性关节炎的急性发作及预防急性关节炎复发。

患者属于间歇期，无关节疼痛：纠正高尿酸血症，以预防尿酸盐沉积造成痛风石、关节损害及肾脏损害等。

已经形成痛风石：必要时须手术剔除痛风石，对毁损关节进行矫形手术，以提高生活质量。尿酸水平则要求控制在更低的范围，一般主张低于4mg/dl。

痛风导致关节畸形或影响机体功能者：如脊柱痛风压迫神经根等情况，必要时可考虑手术，包括应用关节镜手术等治疗。而对于痛风合并骨关节病变，如超重者往往由于膝关节负重导致退行性病变，因此应该针对具体原因配合治疗，如及时减肥及在进行与减肥有关的运动时都应该注意骨关节的保护。

治疗措施

痛风的治疗，其主要措施包括一般治疗，如饮食控制、避免诱因、防治并发疾病，以及对伴随疾病和并发症的药物、手术治疗等。

由于尿酸性肾结石及尿酸性肾病是痛风的常见并发症，故临床必须充分重视碱化尿液，这对减少肾脏的并发症十分重要。

对于只有尿酸升高，而无明显其他症状或并发症者，根据《无症状高尿酸血症合并心血管病诊治建议的中国专家共识》，所有无症状高尿酸血症患者均需进行治疗性生活方式改变，尽可能避免应用使尿酸升高的药物。这套指引参照了各个欧美国家和地区的痛风治疗指引，普遍适合世界各个地区。

无症状高尿酸血症合并心血管危险因素或心血管疾病，包括高血压、糖耐量异常或糖尿病、高脂血症、冠心病、脑卒中、心力衰竭或肾衰竭。尿酸7～8mg/dl时，进行生活指导3～6个月，无效则用药物治疗，如尿酸值大于8mg/dl，则生活指导加药物治疗；无心血管危险因素或心血管疾病的高尿酸血症，尿酸7～9mg/dl，先给予生活指导3～6个月，无效则药物治疗，尿酸值大于9mg/dl，则生活指导加药物治疗（图1-6）。积极控制无症状高尿酸血症患者并存的心血管危险因素。

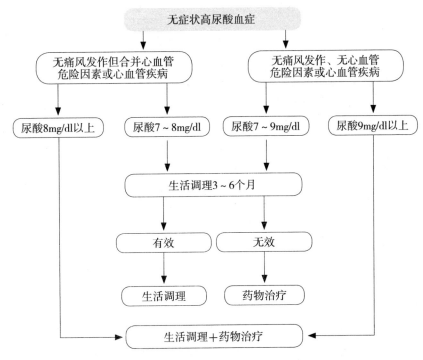

图1-6　无症状高尿酸血症的药物治疗与生活调理示意图

治疗痛风常用的西药

痛风治疗常用的西药分类见图1-7。

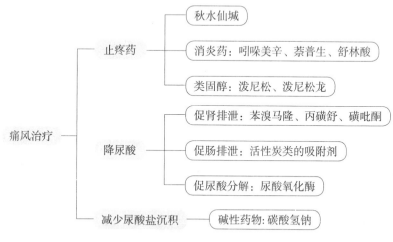

图1-7 治疗痛风西药分类图示

痛风发作缓解药物

秋水仙碱是治疗急性痛风性关节炎的特效与经典药物，可抑制炎性细胞趋化，对制止炎症、止痛有特效。但由于秋水仙碱治疗剂量和中毒剂量十分接近，在使用过程中，不良反应的发生一直是临床所面临的主要问题。

传统上采用大剂量使用，即秋水仙碱采用每小时0.5mg或每2小时1mg的剂量治疗，直到出现以下三个指标之一时停药。

- 疼痛、炎症明显缓解则不必再用。
- 出现恶心呕吐、腹泻等则不可再用。
- 总量在24小时内达6mg，即使无效也不可再用。

一般约需4~8mg，症状可在6~12小时内减轻，24~48小时内控制，以后可给0.5mg每日二三次维持数天后停药。

胃肠道反应过于剧烈者可将此药1~2mg溶于20ml生理盐水中于5~10分钟内缓慢静脉注入，但应注意勿使药物外漏，视病情需要6~8小时后可再注射，单一剂量不超过2mg，24小时总量4mg。

这种治疗方案由于剂量过大，多数患者在治疗中可出现各种不良反应，尤其是胃肠道不良反应，从而影响急性痛风的治疗效果。

秋水仙碱有严重的副作用，可引起腹泻造成电解质紊乱，尤其是老年人更加严重。合并溃疡病的患者忌口服。此外，还有可能白细胞降低、脱发、肌病、肝肾功能损害等副反应。静脉注射时，应注意缓慢注射，切勿使药物外漏。同时给予静脉注射可能引起严重的骨髓抑制、再生障碍性贫血，甚至死亡。

目前我国最新的指南将小剂量秋水仙碱治疗方案作为急性痛风发作推荐方案之一。但近年颁布的数个国际指南将小剂量秋水仙碱治疗方案作为唯一的治疗方案，并认为小剂量秋水仙碱方案可以提高患者的耐受性，减少药物不良反应，且不影响疗效。

欧洲抗风湿病联盟推荐低剂量的秋水仙碱使用方案是：秋水仙碱0.5mg，每日3次，直至病情缓解。

美国风湿病学会痛风管理指南2012年推荐小剂量秋水仙碱治疗痛风急性发作方案为：负荷量为1.2mg（每片0.6mg）或1.0mg（每片0.5mg），1小时后再服用0.6mg（或0.5mg）。12小时后按照0.6mg（每日1～2次）或0.5mg（最多每日3次）维持至痛风完全缓解。对于严重痛风可以联合非甾体抗炎药、全身糖皮质激素治疗。

另外低剂量的秋水仙碱不仅可以用于急性痛风发作治疗，也是痛风预防的一线药物，使用方法为每次0.5mg或0.6mg（每日1～2次）。

止痛类

统称为非类固醇消炎止痛药（NSAIDs），常用的有吲哚美辛（indomethacin）、萘普生（naproxen）、舒林酸（sulindac）等。比秋水仙碱更多用于痛风急性发作治疗，通常开始使用足量，症状缓解后减量。毒副作用主要为胃肠道症状，有时可导致消化道出血，因此活动性消化性溃疡者禁用；可服用者常需要配合使用保护胃黏膜的药物或者制酸药，如法莫替丁（famotidine）等。止痛药还可能造成肾损害，属于止痛药肾病，如有肾功能不全者，可能加重肾功能不全；此外还会影响血小板功能等。舒林酸还偶有出现中枢神经系统症状及骨髓抑制、急性肾衰竭等副作用。

知识链接

什么是止痛药肾病

长期滥用止痛药，可引起慢性间质性肾炎和肾乳头坏死，可见肾缩小、肾表面有大小不等的凹陷性瘢痕，部分病例皮层组织增生，形成肿瘤样结节。镜下表现为肾小管变性、萎缩、间质的慢性炎症，可发生肾乳头坏死和小血管硬化。

另外，长期滥用止痛药还可引起其他心血管疾病，以及引发溃疡、贫血、精神和心理障碍及早衰等。因此痛风患者应尽量少用止痛药。

长期使用止痛药，严重损害肾脏

患者男性，51岁，痛风史10多年，经常关节疼痛时服用止痛药。2010年3月感觉倦怠、乏力，检查血肌酐升高达到600μmol/L以上，血压偏高，肾衰竭，医院建议进行透析治疗。

[评述] 痛风本身可以造成肾损害，而不恰当用药，尤其是滥用止痛药加速了肾脏的损伤，加速了肾衰，是火上浇油，一定要引起足够重视。

糖皮质激素

常用口服类糖皮质激素有两种：泼尼松（prednisone）或泼尼松龙

（prednisolone）。作用机制为抗炎，用于秋水仙碱和非甾体抗炎药无效或不能耐受者。一般采用口服，每日20～30mg，3～4天后逐渐减量停药；有时需要使用静脉制剂。毒副作用主要为胃肠道反应等。短期使用一般不会产生严重副作用，但大量使用时仍需注意。

用量过大或长时间用药可导致应激性溃疡、满月脸、水牛肩、股骨头坏死、精神症状、免疫力下降及易感染等不良反应。凡有严重的精神病、溃疡病、骨折、创伤修复期、角膜溃疡、糖尿病、严重高血压、水痘、真菌感染者及孕妇等，均不宜服用。

降尿酸类药物

降尿酸药物分为两类，一类是抑制尿酸生成药（表1-10），另一类是促尿酸排泄药（表1-11）。为防止用药后尿酸迅速降低，诱发急性关节炎，应从小剂量开始，逐渐加至治疗量，生效后改为维持量。此外为防止急性发作，也可在开始使用降尿酸药物的同时，预防性服用秋水仙碱0.5mg，每日1～2次，或使用非甾体抗炎药。如单用一类药物效果不好、尿酸大于535μmol/L，或痛风石大量形成等情况下，两类降尿酸药可合用。降尿酸主要药物治疗示意图见图1-8。

抑制尿酸生成药

表1-10 常用抑制尿酸生成药

药物	别嘌醇（allopurinol）	非布索坦（febuxostat）
作用机制	抑制黄嘌呤氧化酶，阻断黄嘌呤转化为尿酸，减少尿酸生成，用于尿酸产生过多型的高尿酸血症，或不适于使用促尿酸排泄药者，也可用于继发性痛风	为特异性黄嘌呤氧化酶抑制剂。与别嘌醇相比，非布索坦阻止痛风发作的疗效及药物不良反应的发生率相似，但抑制尿酸生成强度更高。该药主要通过肝脏代谢，不依赖肾排出，故不适合肝功能损害者，而对轻中度肾功能不全者安全有效
应用方法	每次服100mg，每日1次，渐增至100～200mg，每日3次。用量在300mg以内也可每日1次，超过300mg分次口服。一日最大剂量800mg	每日1次，每次80mg或120mg口服

续表

药物	别嘌醇 （allopurinol）	非布索坦 （febuxostat）
毒副作用	胃肠道反应、皮疹、药物热、骨髓抑制、肝肾功能损害等，偶有严重的毒性反应及剥脱性皮炎等 对于肾功能不全者，应减量使用，内生肌酐清除率在30ml/min以下，应调整为50～100mg/d；小于10ml/min者，使用需很谨慎。注意避免与硫唑嘌呤一起使用。肾功能不全增加重度过敏的发生危险	最常见的副作用是肝功能异常、腹泻、头痛、恶心、呕吐、腹痛、头晕、关节痛和肌肉骨骼症状

别嘌醇导致剥脱性皮炎

患者为老年女性，因慢性肾衰住院检查治疗。住院期间，检查发现尿酸明显升高，给予别嘌醇，出院后患者继续服用别嘌醇。服药两周后，患者出现皮肤瘙痒伴见少许皮疹，但她不以为意，继续服用别嘌醇。其后患者出现严重皮肤瘙痒、皮疹，并有水疱。过敏成为慢性肾衰的加重因素，血肌酐进一步升高，同时出现严重的剥脱性皮炎并发严重皮肤感染，后经抗感染等治疗，病情得以控制，但此后肾功能进一步恶化。

［评述］别嘌醇容易出现过敏情况，通常有皮疹、皮肤瘙痒等表现，个别情况容易出现剥脱性皮炎，甚至是后发情况。临床上预防别嘌醇过敏十分重要。一般开始时先小剂量使用，观察一周，如无不良反应，再逐渐加量到所需的剂量；如果有过敏情况首先立即停药，及时做抗过敏治疗，必要时使用激素。

因此需要告诫患者不可自行使用该药，个别患者初次使用该药并没有副作用，停药后再用有的则出现过敏反应；有的患者呈后续性过敏，也就是用了很长一段时间才出现过敏反应，这些现象都需要加以注意。

通常采用间歇疗法治疗痛风、高尿酸血症，即如果尿酸升高则服用别嘌醇，而一旦尿酸正常则停服，待复查尿酸升高，再服用别嘌醇。但有研究表明，持续性服用别嘌醇比间歇性给药可能更有效地控制痛风发作。但是长期使用可能产生其他副作用，主张配合中医治疗，能最低限度使用别嘌醇，以减少副作用。

促尿酸排泄药

表1-11　常用促尿酸排泄药

药物名称	丙磺舒 （probenecid）	磺吡酮 （sulfinpyrazone）	苯溴马隆 （benzbromarone）
作用机制	抑制近端肾小管对尿酸的重吸收，以利尿酸排泄。由于大多数痛风患者属于尿酸排泄减少型，因此可首选3种药物之一，适用于肾功能正常或轻度异常（内生肌酐清除率小于30ml/min时无效）、无尿路结石及尿酸盐肾病患者		
应用方法	每次服250mg，每日2次，渐增至每次500mg，每日3次。一日最大剂量2g	每次服50mg，每日2次，渐增至每次100mg，每日3次。一日最大剂量600mg	新型促尿酸排泄药，每次50mg，每日1次，渐增至每次100mg，每日1次
毒副作用	胃肠道反应、皮疹、过敏反应、骨髓抑制，可造成贫血、溶血（可能与葡萄糖-6-磷酸脱氢酶缺乏有关）等。对磺胺过敏者禁用	胃肠道反应、皮疹、骨髓抑制等，偶见肾毒性反应。本药有轻度水钠潴留作用，对慢性心功能不全者慎用	胃肠道反应，如腹泻，偶见皮疹、过敏性结膜炎及粒细胞减少等
注意事项	用药期间服用碱性药物，如碳酸氢钠1~2g，每日3次；或碱性合剂10ml，每日3次，使尿pH保持在6.5左右（但不可过碱，以防钙质结石形成），并嘱大量饮水，保持尿量。患者存在大量痛风石或较严重的肾功能不全，内生肌酐清除率小于50ml/min时不适于使用		

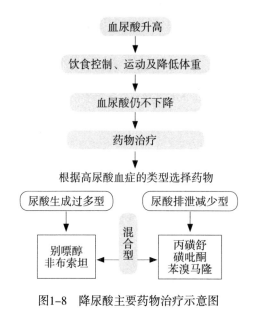

图1-8　降尿酸主要药物治疗示意图

中西医结合治疗

控制血尿酸的总体目标

对血尿酸的控制标准，学术界有不同的见解。欧洲抗风湿联盟关于痛风防治建议推荐的标准是6mg/d（360μmol/L）以下。如有痛风，最好能把尿酸控制在目标值以下，这样尿酸值愈低，痛风发作的概率愈低，同样由于高尿酸血症所造成的并发症也较少。碱化尿液，将pH调节至6.5～6.9，但要避免过分碱化引起钙盐沉积。

中西治疗，互相配合

痛风患者，疼痛是标，尿酸高是本；止痛是治标，降尿酸、防治并发症是治本。

中医学认为急则治标，因此在急性期严重关节疼痛时，需要以止痛为先，通常给予消炎药或缓解痛风药物，如秋水仙碱、类固醇激素以及吲哚美辛等非甾体消炎药等。

中医学还认为缓则治本，因此急性期过后，在痛风的间歇期，降尿酸就成为关键，采用治本方法，可用别嘌醇、丙磺舒、苯溴马隆等。

但要注意，不是尿酸降得愈快愈好。因为对于长期高尿酸血症的患者，在其肌肉、皮肤、血管、器官以及骨骼内都沉积了大量的尿酸，而血液中的尿酸降低了，组织中的尿酸必然向血液转移，这时就很容易打破关节中尿酸的浓度平衡，而使得尿酸结晶容易在关节等组织中沉积，从而诱发急性痛风的发作。

中西医治疗痛风各有所长，在临床上可相互配合使用。以下情况时可以考虑采取中医治疗。

• 早期发现尿酸升高。中医治疗痛风强调治未病思想，早期通过控制饮食和体重，配合中药控制尿酸，减少痛风发作机会，减少并发症。

• 有的西药副作用十分严重，不能耐受者，如肾功能损害、白细胞减少、胃肠道反应以及部分药物过敏等原因，往往限制了西药的使用。中医重在整体调整，攻补兼施，在改善症状、减少西药副作用、降低尿酸及保护肾功能方面均有作用。

• 西药过敏者，可考虑采取中医治疗。

• 痛风并发高血压、糖尿病、高脂血症、动脉硬化，尤其是并发男性功能障碍，中医采用标本兼治的方法治疗。

• 长期饮食控制、抗痛风治疗，但尿酸控制仍不理想、反复痛风发作者，多由于肾对尿酸的排泄功能障碍，可配合中医治疗。

• 如果出现严重痛风石，则需要根据具体情况必要时采取手术剔除治疗。肾结石采用碎石、膀胱镜或手术等治疗后，及时配合中医治疗，减少复发。

• 如出现肾衰晚期尿毒症，西医保守治疗不能控制者，则需要及时采用肾替代治疗。在肾替代治疗时配合中医治疗，以减少替代治疗的并发症。

痛风的三级预防

很多疾病的预防都可归纳为三级预防。三级预防是人为的分类方法，在痛风的防治中需要互相参照，不可截然分开。

中医学强调养生防病、既病防变思想。朱丹溪所著《丹溪心法》中"不治已病治未病"篇提到："与其救疗于有疾之后，不若摄养于无疾之先。盖疾成而后药者，徒劳而已。是故已病而不治，所以为医家之法；未病而先治，所以明摄生之理。夫如是则思患而预防之者，何患之有哉？此圣人不治已病治未病之意也。"

中医对痛风的预防包含了治未病的思想，包括未病先防、既病防变、病后防复三种境界。

一级预防—未病先防

〔目标〕预防发生高尿酸血症

冰封三尺非一日之寒，高尿酸、痛风不是一日形成的。痛风的一级预防主要针对健康的人及痛风高危人群，尤其是家族中有痛风患者或已经超重的人士。这一阶段主要措施为合理饮食、适当运动、控制体重，这是最基本的措施。

此外，定期体检，尤其是针对痛风高危人士，很有必要。体检时应该常规检测尿酸，以免漏诊。

虽然痛风多发于中年男性，但青少年、老年人、妇女（尤其是绝经期后）也要加以适当注意。青少年要养成良好的饮食和运动习惯，避免肥胖。

二级预防—既病防变

〔目标〕有高尿酸血症者，预防痛风发作及治疗各种并发症

许多高尿酸血症患者不一定出现痛风发作，痛风发作一定是有原因的，了解与预防这些原因是二级预防中的关键。

已有尿酸升高者，要尽快将其降至正常或接近正常值。避免诱因，如过度劳累、受凉、精神紧张等；穿鞋要舒适，防止关节损伤；避免过度出汗、腹泻等造成脱水、血液浓缩而诱发痛风；慎用影响尿酸排泄的药物，如某些

利尿剂及小剂量阿司匹林等。

阿司匹林合并利尿药治疗，特别是在人血白蛋白偏低的情况下，令肾功能和尿酸排泄明显下降。如由于病情需要，这些药物不能停用的情况下，一定要注意合理使用，可配合其他药物促进尿酸排出，如配合丙磺舒或配合中药等以减少西药副作用。

痛风发作常与饮食过量有关。痛风常常在节假日发作，因为节假日常常外出旅游，行走过多，常与亲朋好友相聚，宴请应酬，饮酒、进食过量而诱发痛风。

如果万一发病，发作前数小时多有先兆，如关节隐痛、发胀、活动欠灵活等。此时应即刻服用中西药预防。高尿酸血症往往合并高脂血症、糖尿病、高血压病、冠心病、脑血管病等，针对这些情况也需要及时进行防治。

三级预防—病后防复

〔目标〕血尿酸高，已有痛风发作或未有痛风发作，预防产生各种并发症

高尿酸血症、痛风常常导致尿酸性肾病、肾结石、痛风石等并发症。睡前或夜间必须喝水，以保证夜间利于尿酸排泄，防止尿液浓缩形成痛风性肾结石。此外还要预防治疗痛风本身引起的其他疾病，如止痛药性肾病、药物过敏等。

痛风须坚持治疗，避免痛风过后，便对高尿酸血症不闻不问，否则痛风并发症多在所难免。

痛风治疗误区

由于对痛风认识上的不足，以及痛风疾病本身的特点，在痛风治疗过程中预防、治疗，以及防治其严重并发症等方面，均存在不同的误解，以下是常见误区举例。

只见树木，不见森林

痛风常并发高血压病、糖尿病、肥胖、超重、高脂血症及动脉硬化性心脏病等。有的患者只重视关节疼痛，不重视平时尿酸检测的重要性；有的只管尿酸高低，不管是否有糖尿病、高血压病、高脂血症、肥胖、冠心病等并发症，忽视痛风性肾损害等并发症的治疗；有的只管止痛而不理会药物的副作用；有的只限制嘌呤摄入，而忽视控制整体热量摄入、控制体重的重要性。这些片面的观点都是错误的。事实上，高血压病、超重、糖尿病等危害，远远超出痛风本身。如何治疗并发症，减少心脑血管并发症的发生，是治疗痛风与高尿酸血症的重要目标。

好了伤疤，忘了疼痛

痛风发作时积极治疗，待疼痛过了，便忘记了高尿酸血症治疗的艰巨性和长期性，忽视控制尿酸的长期性和保护肾脏的重要性。以为疼痛止了就没有事了，不再服药，不再就诊，不再检查，结果在不久的将来疼痛又来，严重者出现肾脏损害等。

只限饮食，不做运动

由于痛风的治疗是综合治疗措施，限制嘌呤摄入是治疗的重要环节，但是单单限制饮食是不够的，必须强调运动。

由于尿酸八成来源于体内代谢产物，两成来源于饮食，而肾排泄障碍是尿酸升高的重要原因。正常人每日嘌呤摄入总量为150~200mg，而每日体内生成的有600~700mg，远远超过饮食摄入。适当的运动，降低体重，才是控制尿酸的根本。

以偏概全，因噎废食

有的痛风患者则过分强调饮食控制，过于强调低嘌呤饮食，但尿酸80%为内源性，即使控制了嘌呤的摄取量，尿酸下降了，也不见得很理想，而且低嘌呤饮食又限制了蛋白质的摄取量。如长期不敢进食豆类，只吃鱼不敢吃肉等等，长期持续，会造成营养不良。有的患者血脂并不高，不敢吃鸡蛋，认为蛋黄胆固醇高，其实如果体内胆固醇不够，容易诱发脑血管意外。强调饮食控制的同时，一定要注意合理地控制饮食，要知道痛风的饮食控制不是采取饥饿疗法。要应用中医学整体观指导，既要注意嘌呤的控制，又要注意营养的平衡。

在治疗高尿酸血症与心血管病变时出现矛盾，未能抓住主要矛盾、兼顾次要矛盾，过分强调尿酸的控制，而忽视心血管疾病的防治；也有在治疗心血管疾病时，长期不检查尿酸或发现尿酸升高也没有及时给予控制的。

痛风治疗必须强化控制总热量、降低体重，在并发血脂高时一定要及时采取降脂治疗，有的即使血脂不高，也得进行降脂治疗，以保证血脂稳定，降低心血管硬化的风险。

重视饮食，忽视饮水

有的痛风患者努力控制高嘌呤饮食，但忽视充分饮水的重要性。有的饮水不太恰当，如饮水不够，或有心、肾功能不良而又过量饮水，亦或虽有饮水，但没有注意尿液的酸碱度，没有适当碱化尿液等，体检时常常忽视检查尿液以及尿的酸碱度。

总之，临床上可见到痛风治疗的误区，不胜枚举，因此痛风或高尿酸血症患者一定要进行专业诊治，获得医生良好的指导并遵循专业意见，更要避免过分强调调理，而忽视了正式的药物治疗。要知道有的痛风患者，尤其是已经属于严重痛风或有严重或多种并发症的患者，更要注意必要的中西药物治疗，定期检查、定期治疗，这样才能把痛风及其并发症的危害性降到最低。在选用治疗方法时，有时会忽视中西医各自的优势，盲目排斥西医或否定中医，没有原则性地长期使用止痛药，造成严重的肾脏损害等，这些都是不够全面的观点。在中医治疗过程中也要避免只进行清热利湿治疗，忽视了补肾、健脾化湿的重要性。

老年人的痛风治疗

老年痛风的特点

误诊多

老年人痛风往往不典型，并发症多，一般情况与年轻人比较可能更差些。有的是尿酸不高，但发生比较严重的痛风，因此误诊情况较常见。

并发症多

老年人由于动脉硬化，包括肾动脉硬化，使肾小球滤过率下降以及肾小管重吸收能力下降，都可造成尿酸的排泄降低，而令尿酸水平升高。老年人经常并发的相关性疾病，如高血压病、糖尿病等，都可影响肾脏，造成肾损伤，继发性引起尿酸升高。

合并用药多

老年人并发症多，所以临床合并用药情况比较多，如合并使用小剂量阿司匹林、利尿药等，这些药物是治疗其他并发症必需的，有的药物不能贸然停用。有一点需要十分清楚，控制尿酸十分重要，但一定要服从于全身状态，这就是中医学所说的整体观点。

药物毒副作用明显

老年人由于肾功能下降，药物蓄积反应以及毒副作用明显增强。治疗痛风的一些药物对于老年人的副作用明显增加，如研究显示，老年人服用别嘌醇累积剂量超过400g或连续用药超过3年，则增加患白内障的风险。一些药物一旦出现副作用，其危害性远比年轻者严重。因此有时临床用药需要考虑其安全性评价，尽量使用副作用少的药物，或及时配合使用中医治疗。

难以完全实施控制尿酸的调理措施

老年痛风患者由于体质弱，易并发其他疾病，有时难以做运动，或难以强化饮食控制，因此及时给予适当的中药治疗尤显重要。

老年痛风患者应注意事项

老年痛风患者常有其他并发疾病，因此也常需合并用药。如阿司匹林对于预防动脉硬化性心血管疾病有重要的作用，预防心脑血管疾病是不容忽视的，但由于该药令尿酸升高而使用受限。如何处理这矛盾呢？根据笔者体会，这种情况下可以配合其他药物治疗或配合中医治疗，如服用田七等中药及其中药制剂等。

又如利尿剂会令尿酸升高，但一些水肿患者需要服用利尿药，考虑到身体整体状况，尤其是心血管功能稳定，则必须使用，只是在此基础上可加用降尿酸药物，以保证心血管功能的稳定。权衡合并用药的时候，要十分明确，在痛风治疗过程中，整体健康及心血管问题始终是首先需要考虑的。有时痛风的治疗需要服从于身体整体的健康，同时老年痛风患者的生活质量，有时也必须加以重视。

自我监测：观察并记录为降低体重而付出的劳动，如每天记录摄入食物的种类、份量和时间，做了哪些运动，使用了哪些药物，改变行为后所得到的结果等。经常量体重，对长期保持适当体重是非常重要的。自我监测行为，通常可以使患者向所希望的目标和方向进发。

知识链接

痛风患者可借鉴的其他疗法

【自然疗法】

自然疗法，是应用与人类生活有直接关系的物质与方法，如食物、空气、水、阳光、体操、睡眠、休息，以及有益于健康的精神因素，例如希望、信仰等，来保持和恢复健康的方法。自然疗法的核心思想是深信机体的自愈能力，医疗过程中尽量避免使用任何削弱机体自愈能力的医疗手段。不能忽视机体的自愈能力，更不能用各种疗法取而代之。健康的生活方式，增强机体的自愈能力，应用自然和无毒的疗法。

痛风患者，可根据具体情况，在专业指导下尝试其中适合自己的一些疗法。可借鉴的自然疗法包括：营养疗法、植物药疗法、水疗法、理疗法、心理疗法、音乐疗法、芳香疗法、五分钟笑疗法、养生气功、运动疗法等。

【行为疗法】

改变进食行为：这常常有助于减少进食量，而没有未吃饱的感觉。建立节食意识，每餐不过饱，避免暴饮暴食。挑选食物时，多取脂肪含量低的食物。细嚼慢咽，以延长进食时间，或每进餐一口，便把餐具放下一次，这可避免狼吞虎咽式的进餐方式，有助减少进食量。进食时使用较小的餐具，也可在进餐前先限制进食量，使每餐只达到七八成饱。餐后加点水果，可以满足食欲。

降低体重：制订减重的目标要具体、可行，例如在制订体力活动目标时，以"每天走路半小时或每天走五千步"代替"每天多活动点"。先确定些短期目标，如开始时每天走路增加15分钟，逐步增加半小时，然后增至1小时。

痛风常见的并发症

痛风患者多数有一种或多种并发症，常见的并发症有痛风性肾脏病变、痛风石等；其常见的相关疾病包括高血压病、糖尿病、高脂血症、肥胖、动脉硬化、冠心病、脑血管疾病以及痛风性功能障碍、痛风伴骨关节疾病，如类风湿关节炎、骨关节炎等。

痛风性肾脏病变

痛风患者肾脏病理检查几乎均有损害，临床上大约三分之一患者出现肾脏问题，可见于痛风症的任何时期。痛风肾脏损害包括痛风性肾结石、慢性痛风性肾病、急性尿酸性肾病等。

痛风性肾结石

临床概况

长期高尿酸血症患者，尿液中尿酸浓度增加并沉积，有一到两成的患者可形成尿酸结石。在所有肾结石患者中，尿酸结石约占一成。尿酸性肾结石可能出现于痛风关节炎发病之前。结石较小者，呈沙砾状，随尿排出，可无感觉；较大者梗阻尿路，引起肾绞痛、血尿、肾盂积水等。由于痛风患者尿液pH较低，尿酸盐大多转化为尿酸，而尿酸比尿酸盐溶解度更低，易形成纯尿酸结石，少部分与草酸钙、磷酸钙等形成混合性结石。

由于许多肾结石没有任何症状，大多肾结石病例通过肾超声波检查或者腹平片检查，一般可以发现肾结石。一些患者通常由于疼痛、尿血、感染及后期的梗阻，甚至肾衰竭而发现。

肾结石的症状是由于结石对尿路局部刺激、尿路梗阻和感染所引起的，其症状依结石的大小、形状、部位及有无感染等并发症而异（表1-12）。

表1-12 肾结石的临床特征

症状	临床表现
疼痛	约半数患者有腰及上腹部间歇发作性疼痛的病史。疼痛位于患侧腰部肾区，并向同侧腹股沟、睾丸或大阴唇放射。绞痛发作时尿量可减少，可伴有尿频、尿急及尿痛的膀胱刺激症状
血尿	血尿可出现于体力活动后如运动、骑车、劳动等。可伴有疼痛，偶见无痛血尿者。可为肉眼血尿或显微镜下血尿

症状	临床表现
梗阻	不少肾结石患者尿中常常有鱼子样红褐色结石排出，也可有沙砾样大小不等、色泽不一的结石。有的患者可出现排尿困难、尿流中断，甚至尿闭，并伴有不同程度的腹肌紧张、反跳痛及肾区叩击痛
感染	常因尿流不畅并发尿路感染，表现为发热、膀胱刺激症状。也可继发肾盂肾炎。巨大结石或结石并发感染常可引起肾盂肾盏变形和肾盂积水

基础治疗

痛风性肾结石与其他原因所导致的肾结石，在中医治疗上的基本原则是一致的。

• 如果体检发现肾结石，应该及时复查，了解肾结石的大小、形状，以及是否并发肾积液等。

• 对于小的肾结石，如小于5mm以下者，可考虑用中药排石等治疗。对于较大的结石，服药方法通常难以排出，但也不绝对，不同体质的患者可能有不同的效果。如结石比较大且结石的形态为三角形、鹿角形，或位于下盏，或伴有积液者，应考虑碎石等治疗手段。

• 碎石后应该及时复查，短期之内避免石阶形成。由于结石常有复发倾向，因此远期仍需要复查，以了解是否再发生肾结石。

• 一般来说，肾结石如果并发积液，甚至梗阻，则需要紧急处理。如果无并发积液，则可以择期处理。

不管哪种情况，都需要按照预防肾结石的措施，进行基础治疗和预防，改变易引起肾结石的生活习惯，防止肾结石。由于肾结石是尿道感染的易感因素，所以对于反复发生尿道感染的患者，需做检查，以排除肾结石等。

知识链接

肾积液

肾积液可造成肾功能损害，甚至引起尿毒症。肾积液是肾损害的直接因素，因此需要详细了解，并及时排除积液和处理病因。肾积液主要由尿道梗阻引起，梗阻的最常见原因是结石，其次为瘢痕狭窄、肿瘤等。此外，排尿功能障碍也能造成肾积液。尿路梗阻或排尿功能障碍均可引起梗阻上方腔内压增高，造成肾盏扩张、肾泌尿功能减退和肾皮质萎缩。梗阻部位和程度不同，积液的范围和程度也各异。可表现为局限性肾盏积液，一侧或两侧肾盂及输尿管积液等。尿路造影可显示积液的范围、程度及其原因，了解肾脏的排泄功能。

辨证论治

尿路结石以下焦湿热为根本病机，或夹血瘀；湿为阴邪，久则损伤脾肾阳气；或热灼阴伤，而表现出气虚或阴虚的临床症状。故治疗应按不同的临床表现和不同的阶段进行。

早期多属实证，治疗应以实则泄之为原则，采用清热利湿、通淋排石、活血化瘀法；病之后期则属虚实夹杂之证，治疗应以标本兼治，在利湿清热通淋的同时，或补脾益肾，或滋阴清热，以共奏其功。

对于直径小于5mm的尿路结石，可根据其症状特点，参考中医淋证之石淋、热淋及气淋等辨证治疗。常用的方剂有八正散、石韦散等。

辨病治疗

在辨证的基础上配合使用具有一定溶石、排石及抑制结石生成作用的中药：金钱草（四川大叶金钱草）、滑石、海金沙、薏苡仁、白茅根、石韦、萹蓄、琥珀、瞿麦、车前草、怀牛膝、冬葵子、威灵仙、大黄、枳壳、鸡内金等。

并发肾绞痛：可加木香、乌药、沉香、延胡索、威灵仙、枳壳等。

结石日久：可加行气活血的药物，如桃仁、川芎、当归、三棱、莪术、王不留行、山甲片、鳖甲、皂角刺、木香等。

结石并发尿道感染：治疗结石的中药多为苦寒淡渗之品，日久易伤正气，所以应注意扶正，如用核桃肉、茯苓、黄芪等健脾补肾等。

饮食预防

临睡前和晨起后喝水，多饮水、勤排尿是避免结石的重要措施。一般来说，每日饮水量以达到小便清为度，夏天出汗后必须立即补充水分。以下措施对预防结石有一定帮助。

不喝啤酒。

对于尿酸性结石应限制肉类的摄入量，特别是动物内脏，结石患者在治疗期间应该少吃牛肉、羊肉等。

尿酸性结石往往合并其他钙结石、草酸结石等。如有合并钙结石或草酸结石则饮食要更加小心，严格低盐饮食，减少高尿酸及高草酸等食物的摄取，例如豆制品及含草酸高的食物，如浓茶、菠菜、芹菜、竹笋、西红柿、李子、橘子等食品。

在饮水或茶中放入新鲜的柠檬片，柠檬中富含柠檬酸盐，可抑制结石形成。

肾结石患者睡前一般不应喝含钙高的牛奶。

对于体质不虚者，可以服用利水中药，有助于减少肾结石的发生。如可煎服白茅根、车前草、金钱草当茶饮。

知识链接

中医如何处理碎石常见的临床并发症

碎石手术后常见并发症有疼痛、皮肤瘀斑、血尿及感染等，严重者甚至出现肾破裂。对于肾脏畸形，长期高血压的肾结石患者，要注意肾周血肿的情况，一旦发生肾周血肿，要立即卧床休息、抗感染治疗，必要时手术清除血肿。

大多数患者碎石手术后无须特别处理，可正常工作、生活，但有部分患者碎石后出现并发症，如出血、排石不畅，或细小的碎石堵塞输尿管，引致梗阻等。为促使排石，可采用以下方法：多饮水，增加尿量，防止感染。一般可在碎石后3~7天复查肾超声波，了解碎石排出情况，以及是否出现出血等情况。在碎石术后配合使用中药排石治疗，使结石碎片尽快排出，对减少输尿管内碎石堆积而引起输尿管梗阻等并发症有重要帮助。清热利水通淋等中药，如车前草、金钱草、鸡内金、石苇、白芍等，能有效促进碎石的排出。碎石后及时复查肾超声波，可及时了解石阶情况，以便尽早采取措施避免肾功能受到损害。

痛风性肾病

临床概况

痛风性肾病，也称高尿酸血症性肾病。痛风患者中有一到两成出现肾病表现。长期高尿酸血症未得到良好的控制，则容易发生肾脏损害。由高尿酸血症所导致的肾损害，为高尿酸血症性肾病，也就是通常所说的"痛风肾"。痛风肾是痛风患者的肾脏并发症，晚期可发展为慢性肾衰竭。

尿酸盐结晶沉积于肾组织，特别是肾髓质和锥体部，可导致慢性间质性肾炎，使肾小管变形、萎缩、纤维化、硬化，进而累及肾小球血管床。慢性尿酸盐肾病患者最初表现为夜尿增加，继之尿比重降低，出现血尿，轻、中度蛋白尿，甚至肾功能不全。

长期高尿酸血症，不论是否并发痛风，均可能出现肾脏损害，属于慢性肾脏病范畴，称之为高尿酸血症性肾病，或痛风性肾病。痛风常有明显的关节炎临床症状，而肾脏改变常常是隐匿的。一般说来痛风关节炎反复发作多年，才有肾损害，但也有例外，有肾脏损害发生在关节炎之前的情况。

痛风性肾病主要损害部位是肾小管和肾间质，病变以肾髓质部位最为严重。沉积的尿酸钠来自血液尿酸或尿液尿酸，可透过肾小管上皮细胞直接进入间质，巨噬细胞吞噬尿酸钠，启动溶酶体酶，刺激局部导致间质炎症反应，肾间质区可见淋巴细胞、单核细胞及浆细胞浸润。

另外尿酸结晶沉积于肾小管内，可阻塞管腔，最终导致肾小管闭塞、受破坏，甚至不可逆转的肾小管功能障碍。晚期肾间质纤维化使肾萎缩，纤维组织压迫血管引起了肾缺血、肾小动脉硬化及肾小球硬化，以上为引起肾衰竭的两个重要原因。

临床上，早期并无特殊不适，或偶有轻度单侧或双侧腰痛，部分患者早期可间歇出现少量蛋白尿。随着病情进展，可出现持续性蛋白尿、镜下血尿。尿呈酸性，可有轻度浮肿、中度良性高血压。几乎均有肾小管浓缩功能下降，肾小管浓缩功能受损早于肾小球功能受损。可有夜尿增多、多尿、尿比重降低。之后肾小球滤过率下降，尿素氮升高。病情常缓慢发展，晚期因间质性肾炎或肾结石导致肾功能不全。

医 案

长期无痛风发作的高尿酸血症造成严重肾损害

患者男性，53岁，因倦怠、乏力、面色差、水肿就诊，检查后显示贫血、肾功能指数上升，肾功能剩余四成左右。体重稍微超重，过往检查曾提示血尿酸升高，平时工作紧张，基本无运动，饮水少，大便偏干，小便稍黄。舌红，苔黄厚，脉沉弦。常感倦怠。平时饮食量大，喜欢进食动物内脏、贝壳类、海鲜等，平时外出进食多油腻食物，在家常煲猪肚汤等。最近检查情况：尿蛋白增加，血尿酸740μmol/L，血肌酐178μmol/L。家族中父兄均有痛风史。从未有过关节疼痛。

［评述］患者为中年男性，有痛风家族史，平时喜欢进食动物内脏、贝壳类、海鲜，常外出就餐，饮食油腻、高蛋白、高热量。工作紧张、饮水少，属于痛风之高危人士。

经进一步检查，排除了其他疾病所造成肾损害的可能，考虑为痛风性肾病。由于患者长期处于高尿酸状态，而直接造成了严重的肾损害，虽然痛风性肾损害经常出现痛风发作的患者，但有些患高尿酸血症者从无痛风急性发作，仍出现肾损害。因此强烈提示，对于高尿酸血症患者，即使无痛风发作，也要合理控制尿酸水平，避免出现肾损害等其他并发症。

怎样判断痛风是否引起肾脏病变

由于高尿酸血症主要造成肾的间质性损害，因此可参考临床症状与检查来判断痛风是否引起肾脏病变。

➡痛风病史多年

➡夜尿增多

➡尿浓缩试验，尿比重下降，夜间尿量等于或多于白天尿量

➡出现微量蛋白尿，或不同程度的蛋白尿

➡如血肌酐升高，一般肾功能受损已经比较严重

➡在不同的阶段还会有不同的症状，有时会出现水肿、腰痛等

痛风性肾病和慢性肾炎鉴别

痛风性肾病和慢性肾炎是两种病因不同的肾病（表1-13），但临床上有许多相似之处，如均可出现水肿、高血压和贫血，尿常规均可有蛋白、红细胞及管型以及肾功能损害等。如果痛风患者仅表现为痛风性肾病，而无痛风发作史，则有可能被误诊为慢性肾炎。

表1-13　痛风性肾病和慢性肾炎的鉴别

	痛风性肾病	慢性肾炎
年龄体质	40岁以上的中老年男性，尤其是体形较胖超重者多	慢性肾炎则多见于青壮年，无性别差异，老年则少见
病史特点	痛风性关节炎发作史，可有皮下痛风结节	很少有急性关节炎的发作和皮下结节
并发结石	易发生肾结石，且往往是多发或双肾发生	肾脏结石的机会较低
家族史	可能有痛风家族史	无痛风家族史
肾功能及尿酸检查	肾功能正常时的尿酸升高，尿中尿酸排出量也可升高	慢性肾炎患者肾功能正常时，血和尿中的尿酸量处于正常水平
免疫学检查	正常	自身免疫异常指标

基础治疗

痛风性肾病的基础治疗包括饮食控制、碱化尿液等，但由于已经有肾病，临床上往往并发不同程度的水肿，因此饮水量需要合理调整。同时在应用利尿药时，要避免使用影响尿酸排泄的噻嗪类利尿剂，如呋塞米、依他尼酸等，可选择螺内酯等。

降压可用血管紧张素转化酶抑制剂，避免使用减少肾脏血流量的β受体阻滞剂和钙拮抗剂。急性尿酸性肾病，除及时应用别嘌醇等积极降低尿酸外，应按急性肾衰竭进行处理。

中医学认为尿酸性肾病主因在于脾肾功能失调；脾失健运，湿浊内生，湿浊排泄障碍。如果又酗酒暴食、劳倦过度等，则会促使湿浊流注于关节、肌肉，造成气血运行不畅，形成痹痛，如湿浊之邪进一步伤于肾则可导致肾损害，就是尿酸性肾病甚至慢性肾衰。

辨证论治

对于高尿酸血症性肾病，辨证为肾虚湿热和阴阳两虚等证型。

肾虚湿热证

〔主证〕小便频数、灼热疼痛、尿色赤黄、急迫不爽、腰膝酸痛、苔黄腻、脉滑数

〔治法〕滋阴补肾、清热利湿

〔方药〕知柏八味丸加减

知母12g，黄柏12g，淮山药15g，干地黄15g，茯苓15g，泽泻10g，牡丹皮15g，山茱萸15g，薏苡仁30g，秦皮15g，甘草6g。

阴阳两虚证

〔主证〕痛风日久、极度乏力、面色萎黄、倦怠纳呆、恶心呕吐、腰膝酸软、舌淡胖有齿印、苔白腻、脉微细

〔治法〕阴阳两补

〔方药〕肾气丸加减

干地黄20g，淮山药15g，山茱萸15g，茯苓15g，泽泻15g，牡丹皮12g，肉桂（焗）3g，制附子先煎9g，仙茅15g，淫羊藿20g。

辨病治疗

对于出现慢性肾功能不全者，根据慢性肾衰常规治疗；对于慢性肾衰晚期，则需要配合肾替代治疗，包括血液透析、腹膜透析、肾移植等。

长期高尿酸血症造成肾衰竭

患者女性，60岁，20多年前曾出现左跖趾关节疼痛。当时检查提示尿酸升高，诊断为痛风性关节炎，服用止痛药后能很快止痛，痛止后则停服所有药物。此后常出现关节疼痛，每次疼痛均就诊私家诊所，医生常予止痛药等口服，有时自行服用止痛药。平时无进行饮食控制，体重渐超重，无定期进行检查。

半年来反复出现头晕、倦怠乏力、面色差、食欲减退的情况，有时见双下肢水肿，行走快则感气喘。一个月前左跖趾关节再发疼痛，伴发热，疼痛迅速发展到多处关节，局部红肿灼热。遂到医院就诊，血压高达160/100mmHg，查血肌酐升高，达到682μmol/L，需要进行腹膜透析治疗。

[评述] 患者痛风病史明确，但未能进行系统和正规治疗。事实上，痛风治疗不能仅仅着眼于关节痛与不痛的问题上，尿酸的检查十分重要！尤其是在间歇期，把尿酸控制在理想范围内，是预防痛风并发症的重要环节。平时不恰当地使用过多止痛药等，也是造成痛风性肾损害的重要原因。本患者早年已被诊断为痛风，遗憾的是没有获得系统而专业的诊治，出现了严重的并发症。痛风导致的慢性肾衰需要采用综合措施治疗，早期肾衰可及时配合中医治疗。

急性尿酸性肾病

临床概况

急性尿酸性肾病多见于继发性高尿酸血症，主要见于肿瘤放疗、化疗后，血、尿的尿酸突然升高，大量尿酸结晶迅速析出，并沉积于远端肾小管及集合管，使肾小管、集合管阻塞，导致少尿或尿闭，出现急性肾衰竭。与其他病因所致的急性肾衰竭不同之处如下。

第一，有导致血和尿的尿酸急骤升高的原因，如肿瘤扩散或接受放疗、化疗的患者突发急性肾衰，应考虑急性尿酸性肾病。

第二，患者尿中有大量尿酸盐结晶。

第三，24小时尿的尿酸与尿肌酐比值大于一。

防治措施

早期预防对于急性尿酸性肾病，如肿瘤化疗之前及时给予服用别嘌醇，可预防尿酸急剧升高。尿酸已经严重升高者，应该及时给予碱化尿液，如静脉滴注碳酸氢钠，同时给予利尿剂以有效碱化尿液，提高尿酸的溶解度和促进尿酸排出。对于已经发生急性肾衰竭者，可及时考虑进行透析疗法。对于这种情况，一般以西医治标为先，中医可按辨证情况给药，一般以化湿降浊治疗为主。

痛风石

临床概况

痛风石，又称痛风结节，是人体内因尿酸过度升高，超过其饱和度，而在身体某部位析出的白色晶体。析出的晶体在什么部位沉积，就可以发生什么部位的结石。痛风患者除中枢神经系统外，几乎所有组织中均可形成痛风石。

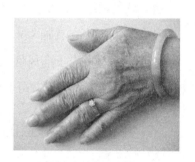

图1-9 痛风石见于手指处

肉眼所见的痛风石的形成，是痛风症转慢性的标志（图1-9，图1-10）。痛风血清尿酸不超过480μmol/L的痛风患者，很少出现痛风石，如果尿酸超过540μmol/L，则有一半以上出现痛风石。痛风石如同一杯盐水中的盐量超过一定限度后，杯底出现的白色沉积物。

有些痛风石肉眼不能看到，但在偏振光显微镜下可以见到呈白色的针状晶体，这些微小的晶体可以诱发痛风性关节炎的发作，还可造成关节软骨和骨质破坏，周围组织纤维化，导致慢性关节肿痛、僵直和畸形，甚至骨折。有些痛风石沉积在体表，如耳轮和关节周围，肉眼可以看到。

体表痛风结节好发于关节伸侧、肌腱和骨突

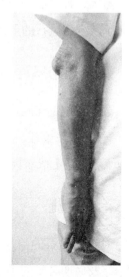

图1-10 痛风石见于肘关节处

表面。常见部位是外耳，尤其是耳轮和对耳轮多见；其次是足部第一跖趾关节、踝部、指、腕、尺骨鹰嘴、膝关节囊和跟腱等处。

痛风石的特征

突出皮面的小如芝麻，大如鸡蛋，黄白色结节。质地较坚硬，表面薄，破溃后排出白色糊状物（尿酸盐结晶），虽经久不愈，但很少继发感染，因尿酸可抑制细菌生长。数目多少不等，一般1~10个。

痛风石的X线表现：纯尿酸结石也称软结石，X线能透过，故在普通X线片中难以被发现。但静脉肾盂造影可证实结石的存在。但如果结石中含有钙盐，就是硬结石，在普通X线片中都可以显影。

不能因为在普通X线片中未发现结石，就否定痛风石存在。约四成的患者尿道结石可先于痛风性关节炎出现，甚至超前10年，所以有尿道结石的患者，应警惕有无痛风，可监测尿酸以明确诊断。

痛风石与尿酸盐的关系

尿酸升高直接影响到痛风石的形成，尿酸水平愈高，患者发生痛风石的概率愈大。痛风石患者中又有两成的患者易并发尿道结石，所以控制尿酸水平对于减少痛风石的形成，以及减轻对肾脏的损害十分重要。

痛风石与病程的关系

痛风首次发作到形成痛风石的时间平均为10年左右。病程愈长，痛风石愈多。病程少于5年者，其发生率可达一成左右，5~10年者发生率达到一半，20年以上者达到七成。肉眼所见的痛风石的形成是痛风症转慢性的标志。

治疗措施

对于痛风石的治疗，包括高尿酸血症的基础治疗，碱化尿液、强化降尿酸治疗及后期必要的手术治疗等。

碱化尿液

碱化尿液有利于尿酸盐的溶解和排泄，尤其对于预防尿酸性肾结石和痛风性肾病具有重要意义，这包括多吃碱性食物和合理应用碱性药物，但这一点常常不被人重视。尿液pH一般需要调节到6.5～6.9，也不可过碱，否则会出现草酸盐沉积。

降尿酸药物的治疗

一般认为，降尿酸药在下列情况下应用：每年发作2～3次以上的急性痛风性关节炎，有痛风石、肾损害表现，或经饮食控制后尿酸仍显著升高者。

多数的难治性痛风石性痛风，经药物治疗能控制痛风的急性发作，不过确有部分患者，即使使用包括阿片类止痛药物也无法控制痛风发作。

对于无明显间歇期的慢性痛风石性痛风发作，则需在使用非甾体抗炎药和/或秋水仙碱的同时，尽早加用降尿酸药。对于已有大量痛风石的慢性痛风患者，为加速痛风石的溶解，目标控制值应降至4mg/dl以下。

中医辨证治疗

痛风石一般是逐渐加重的过程，也有部分患者痛风石可能在短时间内形成，或加重。痛风石慢性形成的过程，多属于湿浊瘀阻证型。治疗方面主要在于化湿降浊、活血通络，四妙散合桃红四物汤加减治疗，由于久病必瘀，如有关节僵硬、畸形，则可在方中加强活血通络之药，如武蜈蚣、乌梢蛇、络石藤、鸡血藤等。久病亦多虚，临床上需要根据脾虚和肾虚的类型，给予分别选药加减。如属于脾气虚者，应该加党参、黄芪等药；如兼有肾虚，可加山茱萸、淫羊藿等药。而对于痛风石急性加重者，多数属于湿热壅盛所致，则可在上方的基础上，加较大剂量土茯苓、萆薢、百合等药；而痛风石破溃者，则加山慈菇、海藻、猫爪草、穿破石、秦艽、秦皮等化湿祛痰、软坚散结通络之品；如局部疼痛剧烈，也可用苦参、威灵仙、乳香、没药、豨莶草、细辛、黄柏等外用熏洗。

手术治疗

如果痛风石不大，不影响器官功能，不必用手术治疗，因为手术切除痛风石，并不能根治本病。只有在下列情况下才建议以手术治疗。

• 痛风石影响关节功能，或痛风石压迫神经，或矫正畸形的关节。通过手术，关节功能恢复，神经减压、减轻疼痛，使患者的生活能自理。

• 修复外表，改善容貌。

• 切除因尿酸盐侵蚀的坏死指/趾，以引流和控制感染。

• 切除巨大的痛风石，以降低身体尿酸总量，减轻肾脏负担。

手术多数在尿酸正常后进行。为防止手术诱发急性痛风性关节炎，最好在手术前、后一周内服用非甾体抗炎药。但也有因为严重尿酸石形成，而先行手术达到降低尿酸的目的。

痛风石破溃感染

患者男性，45岁。2011年8月22日就诊。反复尿酸升高，痛风病史20年，平时无控制饮食、服药不规范，痛风经常性发作，全身渐次出现散性大小不等的痛风石。

此次再发于就诊前一个月，前踝关节疼痛严重，痛风石非常明显

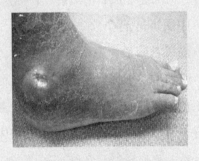

图1-11　痛风石破溃，局部感染

（图1-11），医院就诊时曾考虑切开清除尿酸石，但担心切口难以愈合，而进行手术切开，给予抗生素治疗。但使用抗生素后，出现全身皮肤红疹瘙痒，遂停用抗生素，皮肤瘙痒红疹减轻。两天后痛风石自行破溃，流出石灰状液体，局部疼痛缓解，但仍红肿加重，伴高热，遂改用另一种抗生素，但患者再出现下肢皮肤瘙痒红疹、脱皮，苦不堪言。遂来就诊，胃口差，血压升高。

[评述] 患者为医疗系统员工，20年前被诊断为痛风，医生告诫须控制饮食，尤其戒酒、减肥等。患者能接受观点，但未能实施节食、戒酒、减肥等措施。20年来关节疼痛反复发作，但每次用药后疼痛都能很快缓解，在无关节疼痛期间照样喝酒、吃肉，体重继续增长，以至现在出现严重痛风石破溃感染及痛风性肾病。

就诊中医后，给予清热解毒、通腑泻浊及化湿凉血治疗，患者病情逐渐好转。嘱其规范中西医治疗。

并发高血压病

临床概况

尿酸盐浓度与肾血流量及尿酸盐清除成反比。因此，高血压病（表1-14）伴高尿酸血症，可能与高血压病患者肾血流量减少有关。痛风患者常伴高血压病，高血压病患者中有两成合并痛风。痛风患者中约有一半左右伴有高血压病。高尿酸血症是高血压病的一个危险因素，有高尿酸血症者易患高血压病。高尿酸血症与高血压病互相影响。

高血压病患者如发生高尿酸血症，其尿酸水平常与肾血流动力学有关，能反映高血压病引起的肾血管损害的程度，并可作为肾硬化的一个血流动力学指标。病程愈长，尿酸愈高，病情愈重，肾血流损害愈重。其机制可能是通过尿酸钠结晶，直接沉积于小动脉壁，而损害动脉内膜，引起动脉硬化加重高血压病。

痛风患者如合并高血压病，可影响尿酸排泄，使高尿酸血症更加明显，其机制可能是高血压病本身引起肾功能减退，进而影响肾排泄尿酸的功能，包括以下情况。

- 高血压病可引起肾小动脉硬化。
- 高血压时血管紧张素儿茶酚胺浓度升高，使肾血流量减少，肾小管缺氧乳酸生成增多，后者对尿酸排泄有竞争性抑制作用，使尿酸分泌减少，影响肾排泄尿酸，造成尿酸潴留。

• 高血压病患者长期使用某些利尿剂，如噻嗪类、氨苯蝶啶等，亦影响肾小管对尿酸的排泄，使尿酸排出减少，高尿酸血症与同时存在的高血压，引起不同程度的动脉粥样硬化和肾硬化，共同导致肾血流的降低，从而加速病情的恶化。

表1-14　血压水平的分级与定义

分级	收缩压（mmHg）		舒张压（mmHg）
正常血压	<120	和	<80
正常高值	120～139	和/或	80～89
高血压	≥140	和/或	≥90
高血压一级（轻度）	140～159	和/或	90～99
高血压二级（中度）	160～179	和/或	100～109
高血压三级（重度）	≥180	和/或	≥110
单纯收缩期高血压	≥140	和	<90

备注：当收缩压与舒张压分属于不同的级别时，以较高的分级为准。参见《中国高血压病防治指南》（第三版）。

基础治疗

痛风合并高血压病非药物治疗的原则，要比单纯性高血压病更加严格。

➡减少钠盐摄入

➡合理饮食，减少膳食脂肪

➡适量蔬菜水果

➡适当运动

➡控制体重

➡戒烟

➡限酒，最好戒酒

➡心理平衡，调节情绪，缓解压力

适当运动对控制血压有益，高血压病患者可选择进行幅度不大、动作简单易学的运动，如八段锦、太极拳等。需要提醒患者，应该避免过分低头或弯腰的动作。晨起血压偏高的部分患者，尤其是老年患者，则应避免晨练，应安排在下午5点左右进行为宜。待血压稳定后可适当调整运动时间。老年高血压的治疗，应通过降压控制危险因素，逆转靶器官损害，最大限度地降低心血管疾病发病和死亡的危险。对老年高血压的目标值，美国和欧洲的高血压指南均指出：所有年龄患者的血压目标值都小于140/90mmHg；如果患者能耐受，还可以降得更低。糖尿病、高危、极高危及中风、冠心病、肾损害等患者血压应小于130/80mmHg。

对年龄60岁以上的高血压病患者，降压治疗均能显著降低心、脑血管发病率和病死率，使老年患者获益。美国的研究表明，对65岁以上有心血管并发症的老年人进行随访研究，发现收缩压在140～150mmHg的患者组别，心血管风险最小，提示这可能是老年人的合适血压水平。老年患者舒张压应降到什么水平，尚不清楚。国际上研究认为舒张压小于60mmHg时，预后不良风险增加；2007年欧洲高血压治疗指南指出，舒张压不应低于60mmHg。

老年人降压治疗应当遵循个体化原则，平稳、缓慢。药物的起始剂量要小，逐渐增加剂量，须考虑老年人易出现的不良反应，特别是体位性低血压，即由坐位站立时突然出现血压下降。故需注意测量不同体位血压，尤其是立位时的血压是否过低。同时需观察有无其他的不良反应。

对于老年高血压病患者，选择降压药物时，应该考虑到老年患者的特点、高血压分级和有无并发症，以及可能出现的不良反应，并须了解既往用药有利和不利的反应、心血管危险因素、靶器官损害、心血管疾病、肾脏疾病、糖尿病或其他共存的疾病对降压药物疗效和耐受性的影响。药物应当选择作用持续24小时的长效制剂，每日一次服药，依从性较好。

痛风合并高血压病对降压的要求，也是尽量保持血压正常、稳定。但在临床上要避免不根据具体情况降压，尤其是老年人血压降得太低、太快；避免使用短效药物，应该使用长效药物，主张每天只给药一次；避免血压一降，立即减药、停药；避免只服降压药，不做综合治疗，忽视并发症的防治；避免以自我感觉来估计血压高低。

另外在选择降压药物时，可以考虑选用既有降压作用，又有将尿酸减低的药物，如氯沙坦等。

中医治疗

中医学根据其证候特点，多数以"眩晕"等病论治。辨证时首先应分清相关脏腑，后辨标本虚实。治疗以调整阴阳、补虚泻实为原则，标实者以平肝潜阳、清肝泻火、涤痰化瘀为主；本虚者宜滋养肝肾、填精生髓、补益气血。常见的证型有肝阳上亢、气血亏虚、肾精不足、痰浊中阻以及瘀血内阻等。

中药药理研究表明葛根、淫羊藿、灵芝提取物、丹参、桑白皮、豨莶草、地龙、桑寄生、钩藤等中药均具有一定的降压作用，临床上可在辨证的基础上加以选择应用。

此外，也可选用中药药茶配合。常用的药茶如枸菊决明山楂茶：枸杞子15g，菊花10g，草决明、生山楂各15g。煎汤代茶饮。可用于高血压病兼有高脂血症患者。

并发糖尿病

临床概况

痛风患者两至三成并发糖尿病。痛风与糖尿病有许多共同的影响因素，如年龄、肥胖等。尿酸值像血糖一样，随着年龄增加而有升高倾向。过高的尿酸浓度可直接损害胰腺细胞，继而诱发糖尿病。甚至部分痛风患者存在胰岛素抗体，加重糖尿病。糖尿病患者易产生高尿酸血症。嘌呤的分解代谢增强和尿酸的生成增加是糖尿病的特点。高尿酸是非胰岛素依赖型糖尿病独立的危险因素。

　　糖尿病时尿酸升高与胰岛素抵抗关系密切。胰岛素抵抗产生高胰岛素血症，增加肾脏对尿酸重吸收，同时持续高血糖加重肾功能损害，导致尿酸排泄减少，使尿酸升高。高血糖和高尿酸相互作用加重代谢紊乱。

　　中华医学会糖尿病学分会定出了建议的诊断标准，具备以下4项中的3项或全部者，要特别注意。

　　•超重和/或肥胖：BMI≥25.0kg/m^2。

　　•高血糖：空腹血糖≥6.1mmol/L和/或2小时血糖≥7.8mmol/L，和/或已确诊糖尿病并治疗者。

　　•高血压：≥140/90mmHg，和/或已确诊高血压病并治疗者。

　　•血脂紊乱：空腹血TG≥1.7mmol/L，和/或空腹血HDL–C＜0.9mmol/L（男），HDL–C＜1.0mmol/L（女）。

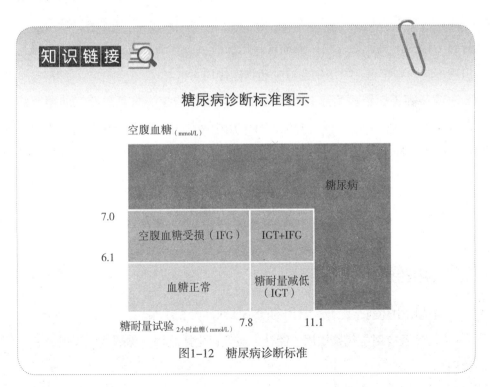

图1–12　糖尿病诊断标准

根据美国糖尿病学会（ADA）2010年的推荐标准，符合下列任何一项的人士，即可诊断为糖尿病（图1-12）。

- 空腹血浆血糖在7.0mmol/L或以上。

- 在口服糖耐量试验中，口服75g葡萄糖的2小时后，血浆血糖在11.1mmol/L或以上。

- 有高血糖症状，并且随机血浆血糖在11.1mmol/L或以上。

- 糖化血红蛋白（HbA1C）在6.5或以上。

中医治疗

由于糖尿病不同时期的病情严重程度不同，中医治疗主张早期治疗；如病情严重，需要配合西药，以口服降糖药、胰岛素注射等控制血糖。有些患者血糖得到控制，但症状还比较明显，多属于燥热伤阴或气阴两虚等证型，可分别给予清热、润燥、养阴及益气养阴等法。有的患者不断加大降糖西药的用量，血糖仍难以下降，尤其是痛风合并糖尿病，或有糖尿病肾病者，部分属于肾虚湿热证型，宜加强补肾、化湿清热。有的患者应用西药降血糖，出现不同的副作用，可用中药减少药物副作用。

西药降糖，中药治疗并发症是中西医结合治疗的常见思路，如糖尿病周围神经病变，中医学称为痹证，可采用中医辨证、中药熏洗及配合中医针灸、中药活血通络等；胃轻瘫，中医学称为痞满，可用中药健脾理气等法治疗；视网膜病变，中医学称为雀盲，可给予补肾活血等治疗；并发高尿酸血症，给予化湿降浊治疗；血瘀状态明显，则改善血管状态，给予活血通络等治疗。

常用药茶

可选用中药药茶配合，常用的药茶如西洋参杞子茶。

〔功效及应用〕代茶饮用。能补肾益气，生津止渴。糖尿病气阴虚患者宜饮用。

〔材料〕西洋参15g，枸杞子12g。

〔做法〕把西洋参洗净，切片；枸杞洗净。将西洋参、枸杞子放入陶瓷容器内，加清水150ml煎煮。

并发肥胖病与代谢综合征

临床概况

痛风多见于肥胖者，痛风患者中约七成属于肥胖者。高尿酸血症与体表面积及肥胖正相关。

超重或肥胖者尿酸均值及高尿酸血症检出率，均显著高于体重正常或偏低的人。超重或肥胖者较正常体重或低于标准体重者易存在糖、脂肪及蛋白质等代谢异常，易患痛风、高血压病、高脂血症及糖尿病等疾病。防治超重与肥胖有助于改善代谢异常，从而降低痛风、高血压病、高脂血症及糖尿病的患病率。因此，降低体重也是治疗痛风的有效措施之一。

肥胖者能量摄入增多，嘌呤代谢增加，可导致血尿酸升高。这可能与肥胖引起的代谢变化，如内源性核酸分解代谢产生嘌呤并合成尿酸较多，以及进食高嘌呤食物过多有关。

知识链接

什么是代谢综合征

2005年4月14日，国际糖尿病联盟综合了来自世界六大洲糖尿病学、心血管病学、血脂学、公共卫生、流行病学、遗传学、营养和代谢病学专家意见的基础上，颁布了新的代谢综合征工作定义：代谢综合征指中心性肥胖、高血糖（糖代谢或糖调节受损）、血脂异常（指高甘油三酯血症和/或低高密度脂蛋白胆固醇血症），以及高血压等一系列异常代谢的疾病。

治疗目标

痛风合并代谢综合征，在治疗中一定要注意整体治疗，控制血压、血糖、体重和血脂，在某种程度上，其意义比控制尿酸更为重要。

由于代谢综合征中的每一种疾病都是心血管病的危险因素，其联合作用对心血管的危害更加严重。因此，防治代谢综合征的主要目标是预防临床心血管疾病，以及2型糖尿病的发生，对已有心血管疾病者则要预防心血管事件再发。所有的治疗都应围绕降低各种危险因素：包括有效减轻体重，良好控制血糖，改善血脂代谢紊乱，合理控制血压等。

针对各种危险因素的药物治疗，如糖代谢或糖调节受损、高血压、血脂紊乱以及肥胖等，治疗目标如下。

➡ 体重降低5%以上

➡ 血压小于130/80mmHg

➡ LDL-C＜2.6mmol/L，TG＜1.7mmol/L，HDL-C＞1.04mmol/L（男）或＞1.3mmol/L（女）

➡ 空腹血糖＜6.1mmol/L，糖耐量试验2小时血糖＜7.8mmol/L，HbA1C（糖化血红蛋白）＜6.5%

目前多根据体重指数（BMI）来确定身体是否超重（表1-15）：BMI=体重（kg）/身高^2（m^2）。

表1-15 成人体重分级与标准

分级	体重指数
体重过轻	BMI＜18.5
正常范围	18.5≤BMI＜24.99

续表

分级	体重指数
过重	25≤BMI＜29.99
轻度肥胖	30≤BMI＜34.99
中度肥胖	35≤BMI＜39.99
重度肥胖	BMI≥40

备注：参考世界卫生组织网站。

并发高脂血症及动脉硬化

临床概况

高脂血症与尿酸增高有关。痛风患者接近八成伴有高脂血症，而高脂血症患者中也有六至八成合并高尿酸血症。高甘油三酯可降低肾尿酸排泄，是痛风的原因之一。大约八成的痛风患者有高甘油三酯血症，少数有高胆固醇血症。有学者认为高尿酸血症是脂质异常的表现。

生理浓度的尿酸具有抗氧化作用，当尿酸过高时，就可以形成结晶，沉积在组织中，尿酸结晶可诱发炎症反应，通过对血管内皮细胞和血管壁的损害而在动脉硬化中起作用。

高尿酸血症是心血管病包括冠心病、急性心肌梗死等病的独立因素。控制尿酸水平在心血管病的一、二级预防中有重要意义。

高尿酸血症与心血管疾病关系密切。美国多项流行病学研究发现，尿酸大于357μmol/L（6mg/dl）是冠心病的独立危险因素，尿酸大于416.5μmol/L（7mg/dl）是脑卒中的独立危险因素。尿酸是冠心病预后的独立危险因素，冠心病患者尿酸大于446.3μmol/L（7.5mg/dl）时死亡率是尿酸小于297.5μmol/L（5mg/dl）患者的5倍。尿酸每升高59.5μmol/L，死亡危险概率在男性和女性中分别增加48%和126%。很多因素分析证实，尿酸是冠心病死亡和全因死亡的独立危险因素。

虽然，尿酸作为心血管事件独立危险因素的研究结论并非一致，尚有待进一步的临床研究证实，但控制尿酸能有效减少心血管疾病的想法已获得广泛的认同。

高尿酸血症可作为急、慢性心力衰竭患者死亡的独立预测指标，尿酸大于565.3μmol/L（9.5mg/dl）是慢性心力衰竭患者预后不良的独立指标，16个月生存率降低40%，心力衰竭时尿酸水平增加，其机制不仅与心力衰竭时，肾缺血、肾功能下降、尿酸排泄减少有关，另一重要机制为心力衰竭时体内黄嘌呤氧化酶活性上调，心肌细胞合成尿酸增加，导致尿酸水平升高。

基础治疗

要减少食用高脂肪食品，选择胆固醇含量低的食品，如蔬菜、豆制品、瘦肉、海蜇等，尤其是多吃含较多纤维素的蔬菜，可以减少肠内胆固醇的吸收。食物的胆固醇全部来自含动物油的食品，动物内脏、鱼子和动物脑等，含胆固醇较高，应忌用或少用。

改变做菜方式，做菜少放油，尽量以蒸、煮、凉拌为主。少吃煎炸食品。限制甜食，因为糖可在肝脏中转化为内源性甘油三酯，使血浆中甘油三酯的浓度增高。

减轻体重，对体重超过正常标准的人，应在专业指导下逐步减轻体重，以每月减重1~2kg为宜。减轻体重时的饮食原则是低脂肪、低糖、足够的蛋白质。

加强体力活动和体育锻炼。体力活动不仅能增加热量的消耗，而且可以增强机体代谢，提高体内某些酶，尤其是脂蛋白酯酶的活性，有利于甘油三酯的运输和分解，从而降低血中的脂质。

戒烟，少饮酒。酗酒或长期饮酒，可以刺激肝脏合成更多的内源性甘油三酯，使血液中低密度脂蛋白的浓度增高，引起高胆固醇血症。因此，中年人还是以不饮酒为好。嗜烟者冠心病的发病率和病死率是不吸烟者的2～6倍，且与每日吸烟支数呈正比。

避免过度紧张。情绪紧张或过度兴奋，可以引起血中胆固醇及甘油三酯含量增高。

中医治疗

高脂血症在不同的时期，其临床表现不同。早期不一定有很多症状，主要依靠检查才能发现，到比较严重时，才可能有不同的临床症状，因此对于高脂血症，通常采用在辨证基础上配合中医辨病治疗。

高脂血症是动脉粥样硬化的原始起因，而动脉硬化则是人衰老以及许多疾病的重要基础。血浆脂质升高超过正常高限时，称为高脂血症。

常用于治疗的中药按药性分为补益降脂药、活血降脂药、化痰利湿降脂药等类别。现代药理研究表明：红花、金樱子等有降胆固醇作用；山楂、白果等药有降甘油三酯作用；人参、三七、泽泻等药兼具降胆固醇及甘油三酯作用；玉竹、金樱子等药有降低低密度脂蛋白作用；明党参、女贞子等药有升高高密度脂蛋白作用；而人参、西洋参茎叶、何首乌、冬虫草菌丝等药兼具降低低密度脂蛋白以及升高高密度脂蛋白两种作用。

动脉粥样硬化主要由于脂质代谢紊乱及纤维蛋白溶解活性降低而引起，其病理改变首先由胆固醇及其他脂质在动脉内膜沉积造成内膜损伤，斑块形成，纤维组织增生，动脉硬化。因此，调脂药可以防治动脉粥样硬化。研究表明，降脂中药中的三七、丹参、蒲黄、玉竹、薤白、银柴胡、黄连、茵陈、甘草等有防治动脉粥样硬化的作用。

可参考以下中药冲剂。

〔功效及应用〕改善血瘀状态，减少并发症

〔材料〕三七、西洋参、石斛、人参

〔用法〕通常以上药各等分，粉碎成极细末，每次服用3g，每日1～2次。温水饭前冲服。

并发冠心病、心绞痛

临床概况

高尿酸血症是动脉粥样硬化的危险因素之一，而动脉粥样硬化是冠心病的基础。由于冠状动脉粥样硬化，管腔狭窄，在此基础上，若冠状动脉发生痉挛或血小板聚集性增高，血栓形成，导致心肌缺血缺氧发生心绞痛。中医学认为这是由于心血瘀阻、心脉不通所致，属"胸痹心痛""真心痛"等范畴。

辨证治疗

胸痹心痛病机为本虚（气虚、阳虚多见）、标实（血瘀、痰浊多见），心脉痹阻是病机关键。主要通过益气养心、活血通脉来治疗。

急性发作期以标实表现为主，或寒凝心脉，或气滞心胸，或痰浊闭阻，或瘀血痹阻。

缓解期多表现为本虚，或心气不足，或心阴亏损，或心阳不振。胸痹心痛多表现为虚实夹杂，寒凝、气滞、痰浊、瘀血等可相互兼杂或互相转化，心之气、血、阴、阳的亏虚也可相互兼见，并可合并他脏亏虚之证，病程长，病情较重。又可变生瘀血痹阻心脉、水气凌心射肺、阳虚欲脱等危重证候。

因此，临床治疗本病必须严密观察病情，灵活掌握，辨证论治，不可执一方一法而通治本病。

辨证举例—瘀血痹阻型

〔症状〕心胸疼痛剧烈，如刺如绞，痛有定处，甚则心痛彻背，背痛彻心，或痛引肩背，伴有胸闷，日久不愈，可因暴怒而加重，舌质暗红，或紫暗，有瘀斑，舌下瘀筋，苔薄，脉涩或结、代、促。

〔治法〕活血化瘀，通脉止痛

〔方药〕血府逐瘀汤

由桃红四物汤合四逆散加牛膝、桔梗组成。以桃仁、红花、川芎、赤芍、牛膝活血祛瘀而通血脉；柴胡、桔梗、枳壳、甘草调气疏肝；当归、生地补血调肝，活血而不耗血，理气而不伤阴。

辨病治疗

现代药理研究表明，抗心绞痛中药主要可概括为以下三方面作用。

- 扩张冠状动脉，增加冠脉流量。
- 抗血小板聚集，抗凝，改善血液流变，改善微循环。
- 减轻心脏负担，降低心肌耗氧量。

常见药物有黄芪、人参、女贞子、当归、川芎、赤芍、三七、丹参、银杏叶、葛根、西洋参、红景天等，临床上可以根据具体证型加以选用。

并发脑血管疾病

临床概况

高尿酸血症是脑血管病和不良预后的独立因素，高尿酸血症致中风的原理是，升高的尿酸促进低密度脂蛋白氧化，并促进脂质的氧化反应，直接影响动脉粥样硬化；促进血浆抗氧化物浓度下降，从而削弱自由基清除能力；启动血小板凝血反应，促进血栓形成，使血管内皮功能紊乱，内皮素分泌增高，而一氧化氮减少。过高的尿酸在体内可转化为促氧化剂，不仅刺激肾素—血管紧张素系统，还抑制内皮一氧化氮的释放，导致肾血管和其他血管的收缩。血压增高，出现动脉粥样硬化，而发生冠心病和脑血管病等。因此，降低尿酸对减少脑卒中有直接的意义。

辨证治疗

脑动脉发生粥样硬化，可引起血管堵塞、狭窄，导致脑组织缺血、缺氧，造成部分脑组织的损害，出现相应的神经功能受损表现，统称为缺血性脑血管病。痛风合并脑血管疾病，临床可表现为"眩晕"等病，实证多以肝阳上亢、肝火上炎、痰浊上蒙、瘀血阻窍等。虚证多见于缓解期，以气血亏虚、肝肾阴虚两型多见，分别以归脾汤补养气血、健运脾胃，以左归丸滋养肝肾、养阴填精。

由于眩晕在病理表现为虚证与实证的相互转化，或虚实夹杂，故一般急者多偏实，可选用息风潜阳、清火化痰、活血化瘀等法以治其标为主；缓者多偏虚，当用补养气血、益肾、养肝、健脾等法以治其本为主。

辨病治疗

现代中药药理研究表明，中药通过以下机制治疗动脉粥样硬化，通过扩张脑血管，提高灌注压，促进侧支循环的建立，改善局部脑缺氧。抗血小板聚集、抗凝及抗血栓，可降低血液黏稠度，减少血栓形成及阻止纤维蛋白形成，促进纤维蛋白溶解，以达到防栓、溶栓的目的。通过调整紊乱的细胞功能，修复缺血的神经元和神经胶质细胞，从而减少脑细胞死亡，改善预后。

具有上述作用的中药，如人参、党参、川芎、丹参、银杏、绞股蓝、枳实、桃仁、益母草、葛根、赤芍、牡丹皮、当归、何首乌、三七、枸杞、灵芝、黄芪、全蝎等，可在临床辨证基础上加以选用。

并发性功能障碍

临床概况

男性勃起功能障碍是指过去3个月中，阴茎持续不能达到和维持足够的勃起，以进行满意的性生活。阳痿是男性最常见性功能障碍之一。尽管阳痿不是一种危及生命的疾病，但与患者的生活质量、家庭稳定密切相关，也是许多疾病的早期预警信号。

一个以小区为基础的队列研究发现，有痛风的男性其阳痿发生率远远高于非痛风患者，通过调整年龄因素进行分析，仍提示同样的结论。

中医学认为阳痿的成因有，肾气不足、房劳太过，饮食不调，损伤心脾，病及阳明冲脉，以致气血两虚，宗筋失养，而成阳痿。恐惧伤肾，大惊卒恐，惊则气乱，恐则伤肾，恐则气下，渐至阳道不振，举而不坚，导致阳痿。过食肥甘，伤脾碍胃，生湿蕴热，湿热下注，热则宗筋弛纵，阳事不兴，可导致阳痿。

高尿酸血症及痛风并发阳痿的详细机制不太明确，但临床上许多男性痛风患者伴有不同程度的性功能障碍，主要指勃起功能障碍。由于痛风患者常并发心血管疾病、糖尿病等，这些疾病以及治疗这些疾病的药物可能导致阳痿，而痛风本身就是中年男性偏多，因此在治疗痛风的时候，阳痿是常见的并发疾病。一般认为，随着年龄增加，血清雄激素水平明显降低，可能是其直接原因。另外，随着年龄增加，阴茎白膜和海绵体的结构发生改变，可能导致阻止静脉血回流能力的下降。心脑血管疾病、高血压病、糖尿病等患病率的增加，以及对这些疾病的治疗，都在不同程度上损害了阴茎的勃起功能，而且这种趋势也随着年龄增加而显著。

心血管疾病是与阳痿相关的主要躯体疾病，包括动脉粥样硬化、外周血管病、高血压及心肌梗死等。

常见病因

痛风患者发生阳痿的原因可简要归纳为以下三类。

器质性因素

血管性原因：包括任何可能导致阴茎海绵体动脉血流减少的疾病，如动脉粥样硬化、动脉损伤、动脉狭窄、阴部动脉分流及心功能异常等，或有碍静脉回流闭合机制的阴茎白膜、阴茎海绵窦内平滑肌减少所致的阴茎静脉漏。

神经性原因：中枢、外周神经疾病或损伤，均可以导致勃起功能障碍。

手术与外伤：大血管手术、前列腺癌根治术、腹会阴直肠癌根治术等手术，以及骨盆骨折、腰椎压缩性骨折或骑跨伤，可以引起阴茎勃起有关的血管和神经损伤，导致勃起功能障碍。

药物原因：内分泌疾患、慢性病和长期服用某些药物也可以引起勃起功能障碍，如一些心血管药、降压药、利尿药、抗抑郁药、治疗前列腺增生药物、酒精及尼古丁、可卡因、海洛因、大麻等。

阴茎本身疾病：如阴茎硬结症、阴茎弯曲畸形、严重包茎和龟头炎。

心理性因素

紧张、压力、抑郁、焦虑和夫妻感情不和等精神心理因素所造成的勃起功能障碍。

混合性因素

指精神心理因素和器质性病因共同导致的勃起功能障碍。

辨证治疗

临床常见的证型有命门火衰、心脾受损、恐惧伤肾、肝郁不舒、湿热下注等。笔者体会，临床中最常见的为命门火衰型，但复合型的更为多见。

辨证举例—命门火衰型

〔症状〕阳事不举、精薄清冷、阴囊阴茎冰凉冷缩或局部冷湿、腰酸膝软、头晕耳鸣、畏寒肢冷、精神萎靡、面色㿠白、舌淡、苔薄白、脉沉细、右尺尤甚。

〔治法〕温肾壮阳，滋肾填精

〔方药〕右归丸合赞育丹

〔常用药物〕熟地黄、山药、枸杞子、菟丝子、杜仲、鹿角胶、山茱萸、当归、附子、肉桂等。

辨病治疗

具有促进性腺功能的中药大多为补肾、益精、助阳的中药，例如鹿茸、淫羊藿、仙茅、菟丝子、蛇床子、海马、海龙、蛤蚧、紫河车、巴戟天、肉苁蓉、蒺藜等对性腺功能有促进作用。其他如人参、紫河车、刺五加、小茴香等亦有类似的促性腺功能。可在辨证的基础上适当加用这些药物。

并发便秘

临床概况

痛风患者并发习惯性便秘颇为常见。

由于尿酸代谢过程中，三分之二由肾通过小便排出，而三分之一从大肠经大便排出，因此保持大便通畅对痛风患者有重要意义。

习惯性便秘表现为便次减少，两三天以上一次，甚至一周一次或半个月一次，粪质坚硬，排便困难，伴随有各种不舒适的感觉；有的虽然大便并不坚硬，但欲解不能或艰涩不畅。经过检查，肠道、肛门没有器质性病变。

基础治疗

在治疗方面除了中医辨证治疗外，还要注意生活的调养，如科学合理的排便、饮食和生活习惯对治疗习惯性便秘十分重要。要养成每天定时蹲厕所的习惯，有便意时不要忍，马上去大便，这样有利于形成正常排便的条件反射。生活上劳逸结合，保持心情舒畅，经常参加体育运动对减轻便秘有帮助。

腹部按摩也有助于排便，方法是由右下腹到左下腹做顺时针方向按摩，早晚各一次，每次100下左右。用药时要避免服用可导致便秘的药物，不可滥用刺激性泻药。

辨证治疗

便秘本身并不会产生致命的危险，但是如果年龄较大，患有心脑血管疾病，那便秘可能是一个致命的危险因素！便秘使得排便时必须用力，这样血压就会升高，机体的耗氧量增加，很容易诱发脑出血、心绞痛和心梗而危及生命。对于中老年男性患者来说，便秘还会加重前列腺增生、肥大。因此，保持大便通畅是十分必要的。

由于尿酸代谢过程中有三分之一从大便排出，因此便秘对高尿酸血症、痛风患者可谓雪上加霜。中医治疗便秘效果良好，无明显不良反应。

"大便通，小便清"是养生的基本要求。对痛风及高尿酸血症的治疗也是基本要求。

中医学认为，便秘是大肠传导功能失常造成的。可分为热秘、气秘、冷秘和虚秘，而虚秘又分成气虚秘、阴虚秘，冷秘属于阳虚。

辨病治疗

中药大黄是肠动力促进药，是治疗便秘常用药物，与大黄有类似作用的还有芦荟、郁李仁、大腹皮等，对肠动力有促进作用。肠动力促进药适用于肠动力不足所致的腹胀、排便无力等症状。

具体运用大黄时，要根据虚实调整大黄的剂量及用法。一般治热秘可用15～30g，并生用后下；治阴气虚秘则用量宜小，用3～6g。必须注意大黄苦寒峻猛，久用可伤及正气，不主张长期使用。调补脾之气阴，滋养肠道津液是一条可行的途径，常用生黄芪、太子参、北沙参、白术、白芍等，与生地黄、玄参、鲜麦门冬同用，每味药需30～60g，有鲜品者更佳，并酌加升麻6～9g以导滞润肠。

有些中药泻下作用比较明显，临床可以根据情况具体选用。芒硝、朴硝、玄明粉等属于容积性泻药，主要含硫酸钠及少量硫酸镁，服药后，硫酸根及镁离子在肠腔内不被吸收，而增加了肠腔内的渗透压，使肠腔内的水分增多，增加肠内容积，促进肠蠕动，从而引起排便。车前子等亦有类似的容积性通便作用。

大黄、虎杖、芦荟、番泻叶、决明子等主要含蒽醌类衍生物，具有刺激肠黏膜、增加肠蠕动的作用，从而引起排便。生地、玄参也有缓泻下作用，可适当选用。

火麻仁、郁李仁、柏子仁、松子仁、核桃仁、芝麻、瓜蒌仁、桃仁等含有多量植物油，属于润滑性泻药。植物脂肪除了可直接润滑肠道、软化粪便外，其在肠道内，在胰液和胆汁的作用下分解成脂肪酸和甘油，脂肪酸在肠腔内进一步皂化，生成脂肪酸钠，可刺激肠壁，引起肠蠕动增加，促进排便。

用药要注意，泻药不可经常使用，以免产生依赖性，干扰肠道正常活动规律，加重排便困难。由于泻药对肠道的刺激作用，可反射性地引起盆腔器官充血，所以有强烈刺激性的泻药不宜用于孕妇，以免引致流产；妇女月经期间也不宜用，以免引起月经过多。泻下药易影响胃肠道的功能，使用时奏效即止，慎勿过量。对久病虚弱、年老体衰者慎用。

饮食治疗

习惯性便秘在合理用药的同时，配合饮食治疗通常可更快地取得更好的效果。饮食上可以多食富含维生素的食物，如甘薯、马铃薯、白菜、西红柿、莲藕、青辣椒、海带等。

饮食应该增加含植物纤维素较多的蔬菜和粗糙多渣的杂粮，如糙米、绿豆、凉粉、薯类、玉米等。

多种新鲜瓜果对改善便秘都有较好的效果，如西瓜、香蕉、梨、苹果，西红柿、竹笋、黑木耳、苦瓜、黄瓜、荸荠、白菜、芹菜、丝瓜、黄花菜等。一些富含油脂类的干果，如松子、芝麻、核桃仁、花生等，以及凉开水、蜂蜜等也有助于排便。但是由于本身有高尿酸血症、痛风等基础疾病，因此选择食物种类时需要慎重。由于痛风患者的特殊性，因蜂蜜、香蕉等果糖含量较高，不可过量食用，以免诱发痛风。

少吃肉类和动物内脏等高蛋白、高胆固醇食物，少吃辛辣刺激性食物。

海参为清补食物，既能滋阴润燥，又能养血通便，对肠燥便秘，或血虚便秘，或年老体弱便秘者，食之颇宜。可用海参、木耳、瘦肉煲煮。

临床上也有部分痛风患者大便偏稀，甚至常常腹泻，其原因比较复杂，有的是由于代谢紊乱，有的与肠功能紊乱有关。对于原因不明的经常性腹泻，需要进行肠镜等检查，以及时明确诊断。

南瓜百合汤

〔功效〕益气润肠、通便

〔材料〕百合30～60g，南瓜2～3块，瘦肉100g。

〔做法〕先浸泡百合3小时，与南瓜、瘦肉同煮，饮汤食肉与南瓜。

〔用法〕每周服食1～3次，1个月为1个疗程。

〔注意〕痛风急性期间去瘦肉；糖尿病血糖偏高者，勿多喝。

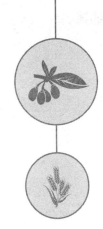

第二部分

防治痛风的
生活方式

痛风患者的饮食调理

清代王士雄《随息居饮食谱》的前序有云："国以民为本，而民失其教，或以乱天下。人以食为养，而饮食失宜，或以害身命。"

中医学十分重视饮食调理的重要意义，主张饮食有节，反对"以酒为浆，以妄为常"的饮食习惯。对于高尿酸血症、痛风患者，饮食方面所注意的具体问题很多，但简单概括起来就是如何使尿酸排出多些、生成少些。因此主要是围绕吃什么，不吃什么，多吃什么，少吃什么的问题。

早期痛风患者，哪怕是曾经有过痛风发作，如果没有明显的并发症，现在开始建立或恢复良好的生活方式，如及时戒酒、减少食用肉类食物、控制总能量吸收、降低体重、规律性运动以及减少食用含果糖类食物、合理饮水等，这可能是唯一目前已知的能够使痛风不药而愈的途径！

合理饮食习惯

遵守时间，养胃健脾

中医学十分重视"饮食有节"，这里所指的"饮食有节"，不但指饮食需要节制，还指饮食需要有规律，按时进食的意思。

《中国居民膳食指南》提出三餐分配要合理，吃零食要适当，合理安排一日三餐的时间及食量，进餐定时定量等要求（表2-1）。

表2-1　三餐能量分配及进餐时间建议

餐次	占全天总热量比例	进餐时间建议
早餐	25% ~ 30%	06：30 ~ 08：30
午餐	30% ~ 40%	11：30 ~ 13：30
晚餐	30% ~ 40%	18：00 ~ 20：00

一般情况下，要天天吃早餐，并保证营养充足，午餐要吃好，晚餐要适量。不暴饮暴食，不经常在外用膳，尽可能在家与家人共同进餐，并营造轻松愉快的就餐氛围。零食作为一日三餐之外的营养补充，可以合理选食，但来自零食的能量应计入全天能量摄入之中。

限制能量，阻止肥胖

现今的人肉吃多了，菜吃少了；酒喝多了，水喝少了；坐得多了，走得少了。这导致体质改变，肥胖者增多。

肥胖与痛风密切相关，肥胖会提高患痛风的风险。阻止肥胖，对于体重超标者，采取适当的方式降低体重，是控制高尿酸血症的基础。

脂肪能抑制尿酸盐的排出，故不宜摄入过多煎炸食物、高脂、高热量食物等。少吃脂肪类食物，对控制体重大有帮助，可从源头上控制尿酸。还要少吃蔗糖等，因其所含果糖高，会加速尿酸生成。

膳食平衡，营养保证

均衡进食五大类食品：奶蛋豆鱼肉类、五谷根茎叶类、蔬菜类、水果类、油脂类。奶蛋豆鱼肉富含蛋白质，供应细胞生长、发育、组织修复；五谷根茎叶所含的糖分及油脂类所含的脂肪，供应能量；蔬菜水果中的纤维素和矿物质，用来调节生理功能。故五类不可偏废。

鱼与肉必须均衡摄取。各种鱼的种类都要适当进食。鱼与肉类都含蛋白质，但肉类脂肪中的饱和脂肪酸多，会增加血中胆固醇；鱼类含长链不饱和脂肪酸，多能降低胆固醇，不饱和脂肪酸可以预防血栓形成。以脂肪来说，虽然鱼较肉好，但不要因为肉里有饱和胆固醇就因噎废食。由于胆固醇是制造细胞膜、性激素等的必要物质，同时鱼的脂肪在体内具有易被氧化的性质，长链脂肪酸被氧化之后，容易形成醛、酮类及有机酸类造成脂质酸败，而过酸化则造成细胞功能障碍。因此必须讲究鱼肉平衡，主张饱和脂肪酸和不饱和脂肪酸的吸收比例为1：1。

低嘌呤饮食

根据每百克食物中所含的嘌呤量，可将食物具体地分成三类：低嘌呤食物、中嘌呤食物和高嘌呤食物（表2-2）。

食物嘌呤含量由高到低的一般分布规律为：内脏、肉、鱼、干豆、坚果、菜叶、谷类及淀粉类。

一般痛风发作，关节红、肿、热、痛时不宜进食中、高嘌呤含量的食物。如果无痛风发作，则可适量食用中嘌呤食物，一般建议尽量少吃高嘌呤食物。

粗粮、各种蔬菜水果、乳类、蛋类、海蜇、猪皮、猪红、饮料和多数的干果都属于低嘌呤饮食，平时可以多吃。

大部分鱼、肉类都属于中嘌呤食物，痛风或高尿酸血症患者应该少吃；痛风急性期则不宜食用。

多数动物内脏、部分海产如贝壳类等属于高嘌呤食物，而小鱼干、小牛颈肉、羊胰、鲱鱼属小鱼等则为极高含量的高嘌呤食物。在痛风急性期绝对禁止进食，而在痛风缓解期则尽量少吃。

部分蔬菜，如菜花、菠菜等，属于低嘌呤食物中偏高者，植物中扁豆、干豆类、干豌豆、绿豆、葡萄干、花生、椰菜等属于中嘌呤食物，植物类中黄豆、紫菜、香菇属于高嘌呤食物。

表2-2　每百克食物嘌呤含量表及解读

分类	嘌呤含量	食物
低嘌呤食物	小于30mg	● 粮食：大米、小麦、小米、玉米面、粉类、面条、面包、馒头 ● 各种蔬菜：白菜、白萝卜、萝卜干、卷心菜、胡萝卜、芥菜、芹菜、黄瓜、茄子、甘蓝、莴笋、南瓜、葫芦、番茄、山芋、马铃薯、冬瓜、丝瓜、苦瓜、泡菜、咸菜、大葱、青葱、洋葱、蒜头、姜、辣椒、芜菁、苋菜、栗子、韭菜、榨菜、核桃、蘑菇、鲍鱼菇、胡萝卜、木耳、豆芽菜、空心菜、雪里蕻等 ● 水果：各种水果（除香蕉） ● 饮料：汽水、茶、咖啡、巧克力、豆浆、蜂蜜 ● 其他：花生酱、果酱、干果（除杏干、葡萄干、李干、无花果干） ● 乳类：鲜奶、炼乳、奶酪、酸奶、麦乳精 ● 蛋类及动物类：鸡蛋、鸭蛋及猪血、猪皮、海参、海蜇皮
	30～75mg	● 鱼虾类：小龙虾、鱼丸 ● 肉食：淡牛肉汤、火腿 ● 麦麸：麦片、麦麸面包、粗粮 ● 蔬菜：芦笋、笋干、四季豆、青豆、菜豆、豆腐、海带、菠菜、茼蒿菜、菜花、枸杞、金针菇 ● 其他：李干、杏仁干、无花果干、胡椒粉
中嘌呤食物	75～150mg	● 鱼蟹虾贝壳类：金枪鱼、青鱼、草鱼、鳕鱼、黑鲳鱼、大比目鱼、鲈鱼、白鲫鱼、乌贼、鱼翅、鱼子酱、秋刀鱼、罐头鲑鱼、蟹、虾、鲍鱼、蛤、贝壳类水产、蚬仔及龙虾等 ● 肉食：羊肉、鸡肉、熏火腿、猪肉、牛肉、猪肚、小牛肉、马肉、鹿肉、小羊肝、绵羊肉、鹿肉、淡肉汤 ● 禽类：鸭、鸽子、鹌鹑、鹅、火鸡、淡鸡汤等 ● 其他：鲜豌豆、扁豆、干豆类、干豌豆、绿豆、葡萄干、花生、椰菜、银耳
高嘌呤食物	150～300mg	● 动物类：内脏如肝（猪）、肾、心（牛、公牛、羊）、脑、猪大肠、猪小肠、牛羊肚、猪舌、牛舌、牛肉（生、水煮）、肾（小牛、公牛）、鸡肝 ● 水产类：沙丁鱼、鱼子、鲭鱼、草虾、蛤蜊、牡蛎、白鲳鱼、鲢鱼、带子、鲤鱼、蚝、青口、小虾、虾米、鱼皮、鱼卵、生鲑鱼等 ● 其他：浓肉汁、浓肉汤、鸡精、肉精、黄豆、紫菜、香菇
	300～600mg	凤尾鱼、白带鱼、干贝、蚌蛤、胰（小牛、公牛、猪）、肺（公牛、猪）、肝（公牛、小牛）、肾（猪）、心（猪）
	600mg以上	白带鱼皮、小鱼干、小牛颈肉、羊胰、鲱鱼属小鱼

以上表格的资料有多个来源，参考了国内外多部专著，互相补充，但仍不算完善。参阅不同书籍时，发现不同国家、地区和不同时期有关食物，嘌呤含量的资料不尽一致，有的出入还相当大。这主要由于不同地区、不同时期其测定的方法、条件不同；选择食物的品种、产地、成熟程度、水分含量也不同，这些因素都会影响食物中的嘌呤含量。事实上，目前要获得有关所有食物嘌呤详尽而精确的含量，及其对尿酸的影响，还是十分困难。但以上有限的资料，如能合理应用，仍具一定参考价值。

低嘌呤饮食的摄取量

低嘌呤食物是指每百克含嘌呤75mg以下的食物，而低嘌呤饮食要求每天摄入的嘌呤总量低于200mg。牛奶、鸡蛋为低嘌呤食物，可以多喝、多吃。一天最好吃300g青菜，每餐都要吃。

多吃富含纤维素的食物，如海草、昆布、海菜、芋薯类等。蔬菜、水果所含嘌呤低，可以多食，但一些水果含果糖太高，不可过量食用，如柿子、浆果类等。

谷类食物的嘌呤普遍较低，但发酵使嘌呤含量升高，如馒头、面包的嘌呤含量高于面条；酒类的嘌呤高于所用于酿酒的粮食；奶酪的嘌呤含量高于牛奶；腐乳的嘌呤含量高于豆腐。

用餐先喝汤、先吃青菜是减少进食总量的一个技巧，从健康角度看，一般主张吃煮或焯的蔬菜。生菜可吃，但生菜较蓬松，实际分量可能不够，且多生吃，要注意卫生情况，否则还是先煮熟。

奶类和蛋类嘌呤很低，高尿酸血症、痛风患者可以多吃。

平时所说的低嘌呤饮食，是指进食含嘌呤食物的总量要低，如果进食的食物均为中嘌呤食物，但进食的量多了，也属于高嘌呤饮食。因此，要控制高嘌呤饮食，更重要的是总量控制，而不必过度介意每一种食物的嘌呤含量。

高嘌呤食物不等同于高嘌呤饮食

高嘌呤食物主要指每百克嘌呤总量高于150mg的食物，这些食物主要为肉类，尤其是动物内脏及一些鱼类。

高嘌呤食物不等同于高嘌呤饮食，控制尿酸强调的是控制嘌呤摄入的总量，高嘌呤食物仍然可以适当少量食用。只是高嘌呤食物很容易进食过量，这也就是十分强调痛风患者平时应戒口的重要原因。因此，痛风患者要少吃高嘌呤食物，以及影响尿酸排出的食物。以下食物应该少吃。

➡各种酒类

➡各种动物内脏，如肾、脑、肝、腰、心脏、胰等

➡白带鱼、沙丁鱼、鱼卵、贝壳类的海产如带子、干贝，以及各种浓肉汤等

➡过多的肉类、家禽类和鱼类

➡过多的干豆类、冬菇、椰菜花、菠菜及鲜芦笋等蔬菜

不过，有研究表明，大量进食蔬菜，即使是含嘌呤高的蔬菜，也不易引起尿酸升高，有的甚至使尿酸降低，当然这一点仍需要进一步研究证实，但这也提示：控制高嘌呤饮食，主要在于控制含嘌呤高的动物类食物，凡是选食的食物，勿过量则比较稳妥。

过于严格的低嘌呤饮食未必一定有益

由于高尿酸血症的形成，关键在于肾排泄尿酸障碍，有时即使采取十分严格的低嘌呤饮食，患者的痛风还是会发作。另一方面，过于严格的低嘌呤饮食，可能造成营养失衡、蛋白摄入不足，导致体质下降。

如长期进食无嘌呤，或过分严格限制含嘌呤的食物，也限制了蛋白质的进量，对营养摄取带来不良影响。因此在痛风间歇期，要求以正常平衡膳食，以维持理想体重。

故此，饮食控制须有原则，不能不问病情轻重缓急、尿酸高低，矫枉过正地控制肉类食物和豆类食物。

有一项对近5000名男性进行进食富含嘌呤食物与痛风关系的研究，研究

食物如肉类、海鲜，以及富含嘌呤的蔬菜如豌豆、小扁豆和高蛋白的奶制品。研究结果表明，肉类、海鲜摄入量最高的五分之一，与最低的五分之一相比，痛风危险性分别提高1.5倍左右。富含嘌呤的蔬菜及总蛋白摄入量，与痛风危险性无关。同时发现，奶制品摄入最高的五分之一，与最低的五分之一相比，痛风危险性下降约50%。这项研究虽为基于对正常人的检测，但对于指导高尿酸血症患者的饮食控制，仍有一定的参考价值。

优质低蛋白饮食与嘌呤限制

由于高嘌呤饮食往往也都是高蛋白饮食，因此要注意蛋白的摄取量。蛋白摄取过多，可使尿酸形成增加，故也要适当限制。如果有肾功能受损，蛋白摄取量应更低。一般根据优质低蛋白饮食的原则：蛋白质可根据体重，按照比例来摄取，1kg体重应摄取0.6～0.8g蛋白质。动物蛋白属于优质蛋白，但要清楚1g蛋白不等于1g肉，如100g瘦肉、鱼肉相当于14～16g蛋白；250ml牛奶相当7.5g蛋白；一枚鸡蛋约有5～6g蛋白。

痛风也可吃得开心、健康

《朱子治家格言》有谓："饮食约而精，园蔬胜珍馐。"民以食为天，我国是各民族文化荟萃的地方，更是美食天堂，各种美食多不胜数，我们该如何合理选吃美食？痛风患者赴宴要注意哪些问题？如果充分了解每一类食物的嘌呤含量与预防痛风的具体内容，面对美食也可以吃得开心，吃得健康！

许多高尿酸血症或痛风患者也常因工作需要，或生活习惯而在外用餐，应酬饮食。各国美食中，尤其西餐大多数以鱼、肉为主食，且烹调方法主要是煎、炸或烧烤等，比较"热气"，热量过高，无疑许多都是高嘌呤食物，有的食物嘌呤含量属于极高级。因此在一般情况下，极高嘌呤的食物如金枪鱼、沙丁鱼等尽量不要吃，而其他高嘌呤食物也尽量少吃。如属于痛风急性期，则不宜进食这类食物。

为什么有的痛风患者稍微进食多一些，或吃少许海鲜等食物，就诱发痛风，有的喝酒吃肉也不见得马上就发作？这主要与患者体内的血尿酸水平，以及患者的体质有关。如果患者血尿酸控制很低，例如接近或在320μmol/L以下，即使进食了高嘌呤食物，一般也不会马上发作；而如果血尿酸水平平时控制不佳，在临界值或更高的水平，哪怕进食少许高嘌呤食物，也有可能在短时间内发作。即使痛风不发作，也可能因尿酸进一步升高而影响肾脏等功能，诱发其他并发症。因此，想吃美食的痛风患者注意了，平时要严格控制尿酸，才有机会偶尔进食美味大餐。

进食大餐时，也要注意各国美食用料多以各种肉类、鱼类为主，进食时不宜过量，同时注重适当吃些粉面类，以避免过量进食鱼、肉类食物。同时，避免食用浓肉汁、浓肉汤调制的面类食物。

素食与痛风

素食者常常因宗教信仰、健康、环保等理由茹素。素食一般包括四种方式。

➡全素素食，即不吃所有动物及与动物有关的食物

➡蛋奶素食，即在动物性食物中只吃蛋和牛奶

➡奶素食，即除牛奶外，所有动物性食物均不食用

➡果素食，即除吃水果、核桃、橄榄油外，其他食物均不食用

从营养角度来说，合理素食对健康是有帮助的，尤其是已经有痛风、高尿酸血症及高血压病、心脑血管等疾病患者，素食避免了大鱼大肉的饮食方式，对尿酸控制的益处是不言而喻的。

同时，素食者患高血压病、糖尿病、高脂血症等发病率往往比非素食者低；素食者肺癌、结肠癌、直肠癌的发病率也比非素食者低。

素食的主要缺点为营养不均衡，容易引发缺铁性贫血、维生素B_{12}缺乏等营养不良的问题。

笔者并非倡导所有的痛风患者都要茹素，但由于素食以蔬菜水果为主，有的则包含鸡蛋、牛奶等食物，大多属于低嘌呤饮食，所以对痛风、高尿酸血症等也有较好作用。在痛风急性发作期，或在血尿酸未获得良好控制之前，又或已经合并肥胖、高血压病、糖尿病、高脂血症等，在一定的阶段合理采取素食，对改善痛风的预后有较多的帮助。

如选择茹素，必须注意以下几点。

•如非取全素素食，每天可摄入一定的荤食，如蛋、奶、油等食品，以保证机体的必需营养。

•适当多吃豆制品，因为大豆在植物性食品中蛋白质质量最佳，并含较丰富的钙质。

•主食以米面为主，此外可增加薯类、玉米等。马铃薯营养价值较高，可作为主食。另外，尽量避免吃精白米面。

•保证新鲜蔬果摄入，品种不宜单一，以保证摄取β-胡萝卜素、维生素C及足够的食物纤维。

•添加辅助食品，如紫菜、黑木耳、芝麻酱、花生酱、黑芝麻、核桃等，从中摄取钙以及铁等微量元素、维生素E。

•多照阳光，以弥补植物性食品中极少含有的维生素D。

•合理选择素食方式，建议全素食者转变为蛋奶素食，每天可适当进食牛奶和鸡蛋等。

日常饮食建议

吃哪些，不吃哪些

肉

处理肉食，不油炸、不烤焗，去皮，加菜。不吃肥肉，吃瘦肉。最好不吃动物内脏。

海鲜

一般来说，痛风患者不能多吃海鲜，但是，不等于绝对不能食。痛风发作期，应尽量不吃海鲜、鱼、肉类，但在间歇期可吃，只是强调不可多吃。

黄豆

中医学认为黄豆有补脾益气、清热解毒功效。黄豆蛋白质内赖氨酸较多，蛋氨酸却较少。黄豆内含有一种脂肪物质叫亚油酸，有促进儿童神经发育、降低血中胆固醇等作用。黄豆有"豆中之王"之称，被人们叫作"植物肉""绿色的乳牛"，营养价值最丰富。干黄豆中含高质量的蛋白质约40%，为其他粮食之冠。

黄豆所含的嘌呤含量偏高，但仍不失为一种良好的食品，痛风患者不是完全不能吃，关键看进食的总量。痛风患者在病情缓解的时候，可适量合理食用，每次不食过量便可，例如：每百克鲜黄豆嘌呤含量约166mg，但一般来说，每人每天很少进食100g以上的黄豆。因此虽然大豆含嘌呤高，但是只要合理进食，仍然可吃，还是良好的营养品。

豆腐制作过程中嘌呤溶解于水，所含的嘌呤总量更低。

知识链接

黄豆食品与高尿酸血症及痛风临床研究

有一份研究黄豆食品与高尿酸血症及痛风流行病学和临床研究的报告指出：黄豆食品长久以来就是亚洲传统饮食的一部分。黄豆提供大量的高质量蛋白质，并拥有良好的脂肪酸组合。有一些挑战性的研究更认为，即使不考虑黄豆食品的营养成分，其本身也可为健康带来好处。但是，一些亚洲的保健人员和大众都广泛地相信，黄豆食品可增加痛风的风险以及会促成痛风患者急性发作的可能。

为了考证此观念的真实性，该文严谨地评估了相关的临床及流行病学的资料。在6个已确认的流行病学研究中，并没有任何一个有证据显示，摄取黄豆与尿酸的水平、高尿酸血症或痛风有关联。从评估的5份人群介入研究资料中，虽然显示黄豆蛋白质会提升血液中的尿酸，但基于亚洲人的黄豆摄取量低，可预期的尿酸上升程度在临床上可确定是无意义的。虽然长期的研究仍有必要，但依据目前已有的资料，已患上痛风或有风险患上痛风的人并不需要避免黄豆食品。

一般来说，食用黄豆可参考如下意见。

• 痛风患者不宜大量食用整粒黄豆和豆浆。

• 因嘌呤可溶于水，因此完全可以食用豆腐、腐皮等。

• 老人、肾功能减退者需限制豆制品摄入量。

另外，黄豆性偏寒，胃寒者和易腹泻、腹胀、脾虚者不宜多食。不可生吃，有毒。喝了不完全熟的豆浆可能出现包括腹胀、腹泻、呕吐等不同程度的食物中毒症状，主要由于生大豆中含有一种胰蛋白酶抑制剂，进入体内后抑制胰蛋白酶的正常活性，并对胃肠有刺激作用。

燕麦

燕麦为中嘌呤食物，适量食用是可以的，燕麦通常可以与核桃共同煮食。多食用燕麦可预防血脂堆积和动脉硬化，燕麦还有利于润肠，而核桃又为极低嘌呤食物，两者均适合体虚之人食用。以下为核桃燕麦粥的食谱可供参考。

〔材料〕燕麦30g，大米20g，核桃仁15g，枸杞少许。

〔做法〕大米、燕麦淘洗干净备用；核桃仁压碎；枸杞泡洗干净。锅置火上，倒入适量水烧开，放入大米煮开，转小火熬煮，加核桃碎、枸杞煮20分钟，加入燕麦煮开后，冰糖调味即可。

菌类

所有的菌类，痛风患者都不可以吃吗？干冬菇属于高嘌呤食物，许多人都清楚，由于冬菇属于菌类，很多人就误认为所有菌类都是高嘌呤食物。其实不然。生蘑菇、木耳等含嘌呤并不是太高，可以放心食用；银耳则属于中嘌呤食物，要加以留意。

有效减少进食高嘌呤食物分量的烹制方式

对于一些中、高嘌呤食物，选用适当的烹制方式，以减少进食总量，也不失为一个可尝试的方法。以下有部分建议。

采用蒸煮而避免煎炸烤焗：嘌呤溶于水而难溶于油，因此水煮的食物其嘌呤含量低于油炸的食物。烤制食物的嘌呤含量，通常要比水煮的高出很多。

肉菜合煮：适当地用蔬菜和瓜果，与鱼、肉类搭配合煮，能有效减少鱼、肉类的摄入量。如牛肉属于高嘌呤饮食，煮牛肉时，可加入两个西红柿，以减少牛肉的用量，进食的总量少了，但牛肉的美味还在。

合理制作：黄豆嘌呤含量高，但可制成豆腐，豆腐嘌呤含量低，可以合理食用。豆腐发酵之后变成腐乳，嘌呤含量又偏高，应该少吃。

弃汤吃肉：嘌呤溶于水，因此水分含量多，能有利于嘌呤溶出。肉、家禽、鱼类煮熟后，汤中嘌呤含量很高，必要时可考虑弃汤吃肉的方法。这方法在理论上正确可行，但会令食物变得味如嚼蜡，弃汤后可以加佐料调味，使之美味可口。不过，还有很多其他营养素溶解在汤中，因此更加可行的办法是食用而勿过量，尤其痛风急性发作期，更加要注意。

避免加糖：过多糖分可通过多个环节影响尿酸水平，过多糖的摄入又与糖尿病、高血压病等有关，因此烹制食物时，尽量避免加糖。

此外，在烹制过程中，少油、少盐，少用酱油和酱料等，也是基本健康要求。

忌吃火锅

一般来说，痛风患者忌食火锅，因为火锅原料主要是动物内脏、虾、贝类、海鲜，都是高嘌呤食物，合在一起食用会加重病情。另外由于以火锅煮食物时，常常未煮熟透即食，而导致患肝炎等传染病机会增多。

痛风患者原则上不要吃火锅，但有时难免应酬进食，如能在火锅汤选择、食物选料、食物数量、制作方法、蘸酱及进食顺序等方面多加注意，偶尔进食也是可以的。

火锅汤选用：用辣豆瓣、豆豉、牛油、花椒为原料制成的底汤，因含有大量的高热量、高嘌呤物质，对于痛风、高脂血症、高血压病、胃病、糖尿病、肾功能不全等患者，均不适合。因此选用清汤火锅（如北京的涮羊肉及广东的"吃火锅"），不用浓汤火锅（如四川的麻辣火锅）。清汤锅本身用水煮烹调方式，不用油烹调，可降低油脂的摄取，不过也要尽量避免喝汤。有些火锅采用米粥做汤底，则更健康。

合理搭配食物：多放些蔬菜，因为含大量维生素及叶绿素，其性多偏寒凉，不仅能消除油腻，补充维生素，还有清凉、解毒、去火的作用，只是放入的蔬菜不要久煮。适量放些豆腐，因为豆腐是含有石膏的豆制品，在火锅内适当放入豆腐，不仅能补充多种微量元素，而且还可发挥石膏清热泻火、除烦、止渴的作用。

加入莲子、百合：莲子不仅富含多种营养素，也是人体调补的良药。火锅内适当加入莲子，这种荤素结合有助均衡营养，有益健康，加入的莲子最好不要抽弃有清心泻火作用的莲子心。百合则有益于防止痛风发作。

适当放点生姜：生姜能调味、抗寒，火锅内可放点不去皮的生姜，因姜皮辛凉，有散火除热的作用。

合理进食：尽量避免选海鲜、动物内脏类、贝壳类的食物，肉食摄入量尽量减少，一般不要超过50g，老年痛风患者，或消化功能较差的患者，更要减少摄入量。此外还要注意进食方式，一般建议先吃些水果或碳酸饮品，避免喝酒，尤其是啤酒，然后再涮些粉面，接着吃蔬菜，最后吃些肉类。

如能好好把握，在血尿酸比较低的情况下，偶尔吃火锅，一般也不会导致痛风发作。当然还需提醒，吃火锅这种方式有时容易进食过量，故要注意节制，勿喝汤底。

慎防节日饮食引发痛风发作

传统佳节，与家人、朋友聚会，觥筹交错，大快朵颐。但痛风者，进食应以粗茶淡饭为主，避免厚味之品。节日往往是痛风多发时期，并常发于节日酒宴之后，因此痛风患者要在节日时，慎防痛风发作，例如春节要预防痛风的发生。首先，要劳逸结合，适当地参加体育活动，不要过分静卧、静坐；其次，饮食要均衡，不可暴饮和贪食，特别是对富含嘌呤的海鲜、动物内脏、啤酒、肉汤等，要控制进食量。端午节不要过量吃粽子，因为粽子多数含有较多肉类、杂豆类等，尤其是腌制的肉类，其嘌呤含量很高，如不小心可能诱发痛风。中秋节则不要进食太多月饼。

此外，节日期间人们往往喜欢进补，进补要合理，那些含高核酸的保健品不可多食，因为核酸的最后分解产物是尿酸。但由于痛风患者往往已是营养过剩，一般情况不宜随便进补。

碱化尿液有助病情控制

碱化尿液是高尿酸血症及痛风治疗的重要措施之一，但临床上通常被忽视，患者进行检查时，往往也不重视尿液的酸碱度。《无症状高尿酸血症合并心血管疾病诊治建议中国专家共识》指出：治疗痛风、高尿酸血症，一般需要将尿液pH调整到合理水平，以保证尿酸的最高溶解度，避免尿酸盐在肾脏沉积。但也不能过碱，如过碱则易形成草酸钙及其他类结石。

碱化尿液的措施主要是使用小苏打，即碳酸氢钠。当尿酸在酸性环境（尿pH小于6.0时）易结晶析出，在偏碱性（尿pH在6.5~6.9）环境中则易于溶解、排出，可避免结石。因此平时可适当食用含碱食物，如用苏打制的面食、碱性饮料。

痛风患者适宜喝什么呢？

痛风患者不宜饮用纯净水。尿酸的排出与尿液的酸碱度有关，酸性尿不利于尿酸排出。市场上供应的纯水，其制取方法广泛应用反渗透法，pH一般为6.0左右，偏向弱酸性，不利于尿酸排出。如尿液pH经常低于6，可用自来水作为饮用水，加小苏打片以碱化尿液，剂量为每天3次，每次0.5g。

虽然果汁、汤和牛奶都能作为辅助饮品，但是清水仍然是补充身体水分的最好选择。运动后大量出汗，宜补充含盐的水，一般以每500ml水加不多于1g的盐为宜。果汁中果糖含量多，如在出汗脱水情况下大量饮用，更可能诱发痛风。此外在多饮水的同时可服些碳酸饮料，如汽水，增加尿酸的排出。

饮水的原则

一般来说，喝水多少主要取决于代谢情况、年龄、体力、温度、膳食及疾病情况等因素，一个成人每消耗1cal热量，水的需要量为1ml，考虑到水中毒的机会很少，水的需要量常增加至1.5ml/cal，以应对运动、排汗及溶质负荷的变化。成人每日水分摄入量和排出量见图2-1。

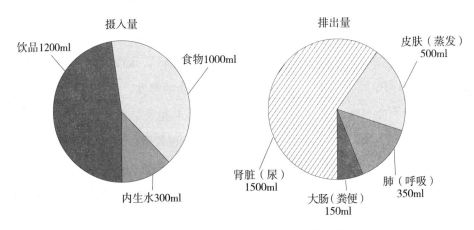

图2-1　成人每日水分摄入量和排出量

　　摄取足够水分，可促进尿液加快排走过多的尿酸，一般情况下对于高尿酸血症、痛风患者，基本要求每天2000ml的尿量。在冬天，一天尿量保持2000ml并不难，但在高温季节，即使大量饮水，尿量还是很难达到2000ml。运动、排汗后，应饮用足够的水，才能使尿酸通过尿液顺利排出，以避免尿液过分浓缩，防止尿中晶体沉积。若温度到30℃左右时，每日会多丧失1000ml水分，因此在这个温度下，每日应补充3000ml左右的水，如果天气凉爽，或者长时间待在空调房内，排汗甚少，则饮水量需要减少。

　　水摄入量，应将每日产生的内生水350ml计入其中。饮水量还包括每日喝汤及其他流质食物的量，不能错误地认为汤不是水，其实汤也是水，与水不同的是汤溶解了一些营养物质等。

　　"小便清、大便通"是中医养生保健的基本要求，因此也可把小便是否属于清，作为评价一天喝水量是否足够的粗略指标。排除药物、个别食物对小便颜色的影响，如果小便清，则基本上饮水量充足；如果小便不清，则表明饮水量不足。

　　夏天发生结石的概率比其他季节高。夏天天热，出汗多，应该多喝水。如平时不注意喝水，到了夏天出汗，尿液浓缩，体内原有的结石因缺少水分润滑，刺激组织，就会发生绞痛。而在体内缺水情况下，血液中溶质增加，容易析出新的结石。

　　另外在睡前喝1杯水，有助预防结石和感染。

何时需要调整饮水量

　　多饮水是防治高尿酸血症的重要措施，但多饮水也不是万能的，需要根据临床具体情况加以调整。例如留意以下情况。

　　•高龄痛风患者，不宜过多饮水。由于心功能下降，过多饮水增加血容量，增加心脏负荷，加重心脏功能下降。

　　•如果已经有肾脏病、肾衰竭等患者，并有明显水肿，应限制水的摄入。

•无尿或严重少尿的患者，一般仅需要无钠，并且能够补充蒸发和少量排尿中丢失的水，就够了。

•对于肾衰竭透析患者，透析中因脱水过多，易发生头痛、恶心、呕吐、肌肉抽筋等失衡综合征。每日体重的增加以不超过1kg为限，而饮水量为前1天总尿量加上500ml，包括开水、粥、牛奶、汤及饮料。患者可能口干明显，但需要避免喝太多的水，口干时可以冰水漱口，嚼口香糖或挤一点柠檬汁，以减少口渴的感觉，或含服花旗参等。

•尿路感染的患者，为避免和减少细菌在尿道停留和繁殖，应多饮水，勤排尿，以达到经常冲洗膀胱和尿道的目的。

•肾功能不全，伴有水肿或高血压者，饮水量需比较严格限制。

高尿酸血症并发肾损害者的饮水量

高尿酸血症并发肾损害者，部分患者不愿多饮水，害怕饮水后尿量增多，会加重肾脏负担，这种担心有的是合理的，但也有的是错误的，这主要要看肾功能情况以及是否已经有水肿等。人体内每日的代谢废物都需依赖尿液带出体外，若喝水很少，尿量不足，反会造成体内的废物蓄积，加重肾脏的负担。只有浮肿明显的患者，才须限制饮水量。一般来说，对于慢性肾脏病患者，如果没有明显水肿、高血压等，可适当饮水。

过于严格地限制饮水，不利于毒素排出，不过有的患者认为多喝水就可以排出自己身体的毒素，因此每日都喝很多水，这也可能造成水肿。过严限制饮水，或喝水过多，都是错误的做法。

应在什么时候喝水

平常养成多喝水的习惯，不能等到口渴了才喝水。两餐之间喝水，睡前适当喝水，晨起喝水，但不要在餐前大量喝水。饮水的时间宜放在三餐之前，以免饭后大量饮水，引起胃胀。为避免夜间尿液浓缩，还强调痛风或高尿酸血症患者临睡前及夜间适量饮水，有利于减少痛风性肾结石。

尿酸三分之一由肠道排出，三分之二由小便排出。因此，保持小便清，大便通，对于有效地控制尿酸有重要意义。

饮水时间表

水是生命和健康的源泉，也是保持正常血黏度的重要元素。很多人都知道喝水重要，可是在日常生活中就是常常以工作忙碌等为借口，没有足量喝水。因此如何保证充分喝水，是十分重要的。著名学者洪昭光教授提出了下面的喝水时间表（表2-3），有助确保每天充分喝水。水是生命和健康的源泉，又是防冻伤、防酷暑、保持正常血黏度的重要元素，每天争取饮八杯水，再保持每日2000ml的尿量，对于有效控制尿酸有重大意义。

表2-3　建议喝水时间表

时间	喝水建议
06：30	经过一整夜的睡眠，身体开始缺水，起床之后先喝250ml的水，可帮助肾脏及肝脏解毒。早起一杯凉水或温水，可以在5分钟内就从胃里直接吸收，20分钟左右完全吸收，降低血黏度
08：30	清晨从起床到办公室的过程，时间总是赶得特别紧凑，情绪也比较紧张，身体无形中出现脱水现象，所以到了办公室后，先别急着冲咖啡，让自己饮一杯至少250ml的水
11：00	工作一段时间后，不论夏天在冷气房还是冬天享受暖气，一定得趁起身活动的时候，给自己一天里的第三杯水，补充流失的水分，有助于放松紧张的工作情绪
12：30	用完午餐半小时后，喝一些水，可以加强身体的消化功能
15：00	以一杯健康矿泉水代替午茶或咖啡等提神饮料吧，一样可以提神醒脑
17：30	下班离开办公室前，再喝一杯水，增加饱腹感，待会儿吃晚餐的时候，自然不会暴饮暴食
20：00	晚饭后两小时左右，可以喝第七杯水了
22：00	睡前1小时至半小时再喝上一杯水

当然，每个人作息时间不同，例如难保证都是6：00起床。洪教授的喝水

时间表是提供如何保证足够喝水的理念和智慧，每个人都可以根据具体情况调整喝水时间表。当然，从中医养生角度，仍是主张早睡早起，三餐定时。

饮品的选择

痛风最好戒酒

"对酒当歌，人生几何？譬如朝露，去日苦多。慨当以慷，忧思难忘。何以解忧？唯有杜康。"曹操千古名句，气势磅礴，读来令人回肠荡气，气壮山河！在正常情况下，喝少量酒可以预防动脉硬化，升高高密度脂蛋白，延长寿命。

可是痛风患者千万不要学曹操，否则痛风定经常发作！痛风与酒精摄入呈剂量相关性。啤酒和酒精饮料的摄入肯定增加尿酸水平。

对于痛风患者，酒更不可多喝。长期饮用啤酒容易诱发痛风，最好戒酒，更要杜绝酗酒。

• 酒类是嘌呤含量较高的饮品。陈年黄酒所含嘌呤最高，其次分别为啤酒、普通黄酒及白酒。

• 酒精能抑制尿酸排出，慢性少量饮酒会刺激嘌呤合成增加，形成高吸收量，低排出量。

• 酒精直接加快嘌呤合成，刺激身体产生更多嘌呤。

• 酒精会导致身体相对脱水，令尿酸值升高。

• 酒精刺激乳酸合成，乳酸抑制尿酸排泄。

• 饮酒常伴高嘌呤膳食，喝酒时再吃肉禽类食品，会使嘌呤摄入量加倍。

此外，一次大量饮酒，也很容易诱发急性痛风。因此，痛风患者最好戒酒。

有日本学者则认为，如果通过饮酒来摄取能量，其中一个原则是每天所摄取的酒量不宜超过每天所摄取总能量的十分之一。例如一日内摄取2000kcal的能量，酒精最多200kcal。饮酒后，主食也就相应地减少，以调整总摄取量。

剧烈运动后会出汗，感到口干，有人喜饮啤酒，认为既可补充水分，又可提供能量。然而经常在剧烈运动后喝啤酒，有患痛风的可能！人在剧烈运动后马上饮啤酒，可使血液中的尿酸浓度大大升高，过多的尿酸会沉积在关节、肾脏及身体其他组织中，形成痛风结石与肾结石，从而出现关节疼痛、变形、肾绞痛、血尿等症状，甚至损害肾功能。还有，禁止边喝酒边吸烟，喝酒时要适当吃些东西。

以葡萄汁取代葡萄酒

钟南山院士认为，有些研究指出适量饮酒可以降低心血管疾病的发生，以及降低由心血管疾病引起的死亡率，其实并没有考虑酒精与其他一些疾病与药物之间可能产生的不良反应。适量饮酒对那些没有其他疾病的人来讲，或许是健康的选择，但是对于那些需要服用一些药物的人，同时饮酒会产生一些不安全的后果。因此，适量饮酒所产生的健康效益，因人而异，不能一概而论。诺贝尔医学奖获得者Louis J. Ignarro则认为，每天一杯红酒有益于心脏健康，因为红葡萄酒中富含多酚，多酚为抗氧化剂，可抗血小板的凝集、保护一氧化氮并促进一氧化氮的生成。红葡萄酒可提高血液中高密度脂蛋白（好的胆固醇），抑制参与心脏病发病的炎性反应。如果饮酒过量反而减少一氧化氮的生成，引起血管收缩，导致各种心脏疾病和肝病。因此明确表明："我不会向任何人推荐葡萄酒，如果你没有喝过，就不要开始喝。"他同时认为，葡萄汁是最好的药物，简单无害的方法可以得到葡萄酒同样的作用，葡萄汁含有与红葡萄酒相同的多酚，与红葡萄酒所不同的是葡萄汁只是没有经过发酵。

因此痛风、高尿酸血症患者必须戒酒！如无糖尿病者，则可喝葡萄汁代替葡萄酒。

老火汤，不得已也要割舍

广东老火汤（图2-2）美味可口，许多
人喜欢喝。痛风患者能否喝老火汤？一般
来说，可以少喝，不可多喝，尽量不喝。

广东人喝老火汤的历史由来已久，这
与广东湿热的气候密切相关，而且广州汤
的种类会随季节转换而改变，长年以来，
"煲汤"成了广州人生活中必不可少的一
个内容。广东人煲汤不同其他地方，首先

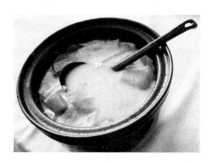

图2-2　广东老火汤

用的是厚厚的砂锅，汤慢慢煲，煮熟后还要小火焖四五个小时，认为这样才
能原汁原味。老火汤种类繁多，可以用各种汤料和烹调方法，烹制出各种不
同口味、不同功效的汤。具有广州地方特色的汤有冬瓜荷叶炖水鸭、冬虫草
竹丝鸡汤、椰子鸡汤、西洋菜猪骨汤、霸王花猪肉汤、酸菜鱼汤等，汤料可
以是肉、蛋、海鲜、蔬菜、干果、粮食、药材等，煲汤的方法可有熬、滚、
煲、烩、炖等。不同的汤因用不同的材料会有咸、甜、酸、辣等不同的味道。

然而美味的老火汤却不适合痛风患者！尤其是痛风合并肾损害、肾功能
不全的患者。广东民间提倡煲鸡、鸭、排骨等肉汤要"煲三炖四"，即煲汤
3个小时，炖汤4个小时。由于嘌呤溶于水，本身肉汤嘌呤就高，而煲汤时间
过长更破坏食物中的氨基酸类物质，使嘌呤含量更高。肉类煲过久，不仅营
养成分可能流失，还会煲出有毒的物质，如甲基胍类等，对于肾功能减退者
不宜。

对于习惯喝汤的朋友来说，不喝汤确实不易。可以考虑改以清汤，如清
淡肉汤，清淡肉汤一般用料少些，汤沸后再慢火煲半小时左右，不要煲成浓
汤，并尽量少用鱼、肉类，尤其勿用海鲜等食物煲汤，且尽量少喝。

要注意，痛风高尿酸血症者在急性期还是不要喝肉汤，在间歇期、尿酸
比较低的情况下，可以适当喝汤。尽量不要喝老火汤和火锅汤。

知识链接

饭前喝汤好处多

人在饥饿进餐前，食欲中枢兴奋性最高，人愈胖兴奋度愈高，一进餐，狼吞虎咽，数分钟左右就进食大量食物。到有饱腹感时，所摄取的能量已经超标，此时再喝汤，除非是清汤，否则能量进一步超标，必然愈喝愈胖。而饭前喝汤不但占据胃内容积，更主要的是令食欲中枢兴奋性降低，食量自然减少很多。因此，中国著名心血管病专家、卫生部首席健康教育专家洪昭光教授提倡饭前喝汤，认为"饭前喝汤，苗条健康"。

如何煲出美味营养的汤水

用冷水熬汤，避免用热水，更不要用沸水煮汤。肉类的表面突然受到高温，外层蛋白质凝固，使蛋白质不能充分地溶解出来。

一次加足冷水，加热过程中不加水，文火加热，使蛋白质可尽量充分溶解到汤里。

熬汤不要过早放盐，因为盐能使肉里含的水分减少，并加快蛋白质凝固，影响汤的鲜味。

要想汤清而不浑浊，则必须盖着锅盖以文火烧，使汤微滚、不沸腾。

茶，非不能喝

茶起源于中国，为日常生活中主要的饮料之一。痛风患者能不能饮茶呢？有观点认为茶叶所含的茶叶碱为甲基嘌呤物质，会转变为尿酸，故痛风患者应禁茶。不过，进一步的研究表明，茶叶碱在人体内代谢后生成甲基尿酸盐，其分子结构不同于尿酸盐，不会沉积而形成痛风。因此痛风、高尿酸血症患者可以喝茶。但由于茶是一种兴奋剂，如果伴睡眠障碍或高血压者，一般不宜饮用浓茶。

痛风患者一般需要避免喝浓茶，主张喝淡茶，并且在饭后一小时以上再喝，避免茶叶中的鞣酸与食物营养成分结合，影响人体对营养的吸收。

提倡"一氧化氮养生法"的Louis J. Ignarro教授极力推荐绿茶，认为绿茶具有神奇的保护心血管功效。绿茶是一种有较强治疗作用的物质，主要含有一种称为EGCG（表没食子儿茶素没食子酸酯）的抗氧化剂，该物质能杀死癌细胞而不损伤正常细胞，有防止吸烟者心脏病发生，并促进心血管系统健康的功能。EGCG作为抗氧化剂，能抑制机体的氧化应激反应，从而保护血管内皮细胞，免受入侵分子的损害，促进一氧化氮的形成。

研究表明，绿茶对下列疾病有治疗作用。

➡ 癌症（特别是前列腺癌和乳腺癌）

➡ 风湿性关节炎

➡ 高血压病

➡ 高脂血症

➡ 血栓形成

➡ 心脏病

➡ 中风

同时，绿茶还会加快体内脂肪的代谢，有助于减肥。由于绿茶中含有咖啡因，患有消化性溃疡者不宜喝。每天可摄取多少绿茶呢？作为保健品，建议每日250～500mg，作为茶饮，则每天1～3杯。

痛风患者选择茶叶，一般主张以未经发酵的茶叶为主，可选用绿茶，如龙井、碧螺春、毛峰及云雾茶等。

咖啡也不算禁喝品

咖啡是世界上消费量最多的饮料之一。对于痛风患者，咖啡曾被列为禁喝品，原因是咖啡含有咖啡因，其分子结构是甲基黄嘌呤，过去认为咖啡因在体内代谢后，会转变为尿酸。但近年研究显示，甲基黄嘌呤在人体内代谢后变为甲基尿酸盐，而不是尿酸盐，不会像尿酸那样在肾脏、关节等处沉积起来，也不会形成痛风石。所以，痛风患者禁饮咖啡缺乏依据。更有研究表明，长期饮用咖啡的人，患痛风的风险大大降低。

咖啡与茶一样含有咖啡因，咖啡因是一种强烈的兴奋剂，能引起交感神经兴奋，容易导致失眠、血压升高，因此痛风或高尿酸血症并发失眠、高血压者，一般不主张饮用过多咖啡。

高尿酸血症及痛风患者可饮用的凉茶

凉茶一般是指利用性质寒凉的药物煎泡而成的汤药，夏天暑气逼人时能消暑清热，秋天干燥时，能清咽润喉。可根据不同的气候、不同的体质调制出适当的凉茶，保健养生。痛风患者体质湿热居多，大多数可以适当喝凉茶，但不是所有的凉茶都适合痛风及高尿酸血症患者，主要是因为凉茶的成分不同，而痛风患者其体质也有寒热虚实的不同，此外，痛风在不同的阶段所属中医证型不同。

以车前草、薏苡仁、土茯苓等为原料的凉茶等，有助于降低尿酸。对于伴有大便秘结者，可服通便凉茶，如含有银花、大黄等中药为原料的凉茶，除了帮助排便还可促进尿酸从肠道排出。推荐一款可用于高尿酸血症及痛风患者的常用凉茶。

麦冬百合薏仁茶

〔功效与应用〕可用于高尿酸血症，口干口苦，舌红苔黄者

〔材料〕麦冬20g，百合、薏苡仁各30g。

〔做法〕清水3碗，煎取1碗，温服。

对于初次发现尿酸升高的患者，平时采用车前草、薏苡仁、土茯苓、芦根煎水当茶饮，每周2～3次，对降尿酸有一定帮助。

果糖饮料与果汁可引发痛风

一般给痛风患者的饮食建议，大多只限制嘌呤以及酒精，没有限制含果糖饮料。摄取果糖会增加嘌呤的合成，并促进嘌呤核苷酸的分解，使血中尿酸浓度增加，造成痛风发作的危险。因此，短时间内摄入大量含果糖食物，或含糖饮料，会增加痛风发作的风险。

有学者自1986年开始，门诊追踪四万多名没有痛风史的成年人超过10年，发现其中近800人发生痛风。研究分析显示：每星期喝5～6瓶饮料的人，比每月喝少于一瓶的人，增加了29%患痛风的危险；每天喝一瓶饮料者，患病危险增加了45%；每天至少喝一瓶者，则增加了85%。由此可见，喝愈多含果糖饮料的人，发生痛风的危险性愈高。其他果糖的来源，譬如富含果糖的水果，如苹果和橙，如一次过多进食也可能造成痛风发展的危险。因此，过多果糖摄取会增加患痛风的危险。

各种果汁甜饮料，是果糖最丰富的来源之一，痛风患者应谨慎饮用，尽量不饮用，如实在喜欢喝，一般每日不超过500ml。而伴有肥胖、体重超标者，应再减量。

饮用果汁代替吃水果的做法也不可取，除了容易造成果糖摄入超标之外，由于果汁在生产过程中丢失了大量的纤维素，还易造成摄入营养不全面。

吃蜂蜜要节制

蜂蜜虽然营养价值较高，适当饮用有良好的保健作用，但蜂蜜的主要成分是果糖，因此痛风患者不可过量饮用。

合适的水果和蔬菜

水果营养素丰富，是生活中不可或缺的。大多数水果都适合痛风患者食用，一般主张多进食水果有益健康，果糖含量低的水果更好，如：樱桃、蓝莓、葡萄、木瓜、草莓、柠檬、杨梅、桃、火龙果、猕猴桃、柚子、香蕉、梨子、西瓜、苹果等，其中樱桃、蓝莓、葡萄、木瓜等都是值得推荐给痛风、高尿酸血症患者的。有的水果含果糖甚高，如大量食用，可诱发痛风，例如柿子、芒果、榴莲、菠萝、龙眼、荔枝等。

此外必须注意，大多数水果含钾甚高，在肾功能不全时应特别加以注意，避免过量食用，避免导致高钾血症。如果肾功能正常，一般则无这问题。

多数蔬菜属于低嘌呤食物，一般可以多食无妨，如冬瓜、萝卜、红萝卜、西红柿、丝瓜、包心菜、大白菜、金针菜、茄子、芹菜、蕹菜等。

知识链接

果糖增加痛风风险

果糖是饮食中糖的重要来源之一。摄取果糖会增加嘌呤的合成，并促进嘌呤核苷酸的分解，使血中尿酸浓度增加，让痛风发作的危险增加。因此，一次性摄入大量果糖含量丰富的甜饮料或水果，即短时间内摄入大量果糖，可能诱发痛风。

另一方面，果糖也属高热量物质，其代谢方式与葡萄糖并不相同，易增加脂肪，影响嘌呤代谢，成为诱发痛风的重要因素。

富含果糖的水果包括各种浆果、苹果、梨、柿子以及芒果等，热带水果含果糖较多，一次性或经常大量摄入这些水果，如每天超过1000g，可能增加痛风风险。

不过，不必过分担心而不吃水果。其实，正常食用水果，不用太担心果糖超量。普通水果中的果糖含量与甜饮料、蜂蜜相比，仍算很低。《中国居民膳食指南》推荐成人每天吃水果200~400g，所含的果糖是很少的。相反，可能造成果糖摄入过多的因素包括以下几方面。

■煮食中加糖的习惯

■嗜食甜点

■嗜水果，误解吃得愈多愈好

■到水果盛产地出差或旅游，短时间内过量进食热带水果

■将果汁当水喝

樱桃

樱桃被誉为水果中的钻石，与其超凡的营养价值有关。樱桃对痛风有特殊的食疗效果，是一种美味的天然药物。

樱桃性微温，味甘微酸，益脾胃，滋养肝肾，涩精，止泻。《备急千金要方》中记："樱桃味甘平，涩，调中益气，可多食，令人好颜色，美志性。"《滇南本草》中记载樱桃："治一切虚证，能大补元气，滋润皮肤；浸酒服之，治左瘫右痪，四肢不仁，风湿腰腿疼痛。"樱桃含铁量高，是各种水果中最高的，对缺铁性贫血者有益。

樱桃除了含有丰富的维生素，还含有一种活性物质花色苷，花色苷具有抗氧化、抗炎、镇痛作用，有助尿酸的排泄，降低痛风急性发作的概率。花色苷对心脑血管的氧化损伤也有很好的保护作用，可用于抗衰老。

樱桃虽有很多益处，但要注意以下几点。

• 樱桃核仁含氰苷，水解后产生氢氰酸，可引起中毒，不可误食。

• 樱桃含钾量高，如有肾功能不全、血钾升高者禁食。

• 樱桃含糖量高，糖尿病患者勿多食。

葡萄

葡萄性平、味甘酸，有补气血、益肝肾、生津液、强筋骨、止咳除烦、补益气血、通利小便的功效，主治气血虚弱、肺虚咳嗽、盗汗、小便不利等症。可制鲜葡萄汁，一日分2～3次服。但糖尿病患者则不宜多吃。

冬瓜

冬瓜，性凉，味甘淡，有利小便的作用，《本草再新》中还说它能"利湿去风"，可常食之。痛风、肥胖、小便不利者，可常食用冬瓜煲薏苡仁。

红萝卜

红萝卜含嘌呤低。唐代孟诜说萝卜"甚利关节"。《食性本草》认为萝卜能"行风气，去邪热，利大小便"，可用于痛风、高脂血症等。

红萝卜可以烹调来吃，也可榨汁饮用。可用红萝卜200g左右带皮洗净后榨汁，加入100ml左右温开水饮用，每天1～2次，饭后1小时饮用。

红萝卜富含钾，肾衰血钾高者慎食。

丝瓜

丝瓜药用价值较高，有清热、化痰、凉血、解毒功效，可用于痛风发作时，对舒缓局部红、肿、热、痛有一定作用。

丝瓜通常作为菜肴或丝瓜粥食用，也可制成丝瓜茶饮用。方法是：取丝瓜一条，约150g，绿茶6g，盐少量。丝瓜洗净，切成0.5cm厚的薄片。锅中放入适量水，先放入丝瓜及少量盐，待丝瓜煮软后，放入绿茶浸泡入味即可。可作为痛风患者的辅助饮品。

丝瓜络是成熟丝瓜的维管束。丝瓜络具有化湿通络的作用，也可制成丝瓜络茶饮用。方法是：取约60g丝瓜络，加适量清水，煮开后以小火保持沸腾5分钟，然后放入绿茶6g，浸泡至茶叶出味即可饮用。痛风急性发作与缓解期皆可饮用。

萝卜

俗语"冬吃萝卜夏吃姜，一年四季保安康"，说明了萝卜的重要价值。中国是萝卜的故乡，栽培食用历史悠久，早在《诗经》中就有关于萝卜的记载。它即可用于制作菜肴，炒、煮、凉拌俱佳，又可当作水果生吃，味道鲜美，还可腌制泡菜、酱菜。萝卜营养丰富，有很好的食用和医用价值。萝卜性凉，味辛甘，含有多量的水分和维生素，而含嘌呤成分很少。

玉米

玉米是一种基本上不含嘌呤的食物。《本草推陈》中谓其"为健胃剂，煎服亦有利尿之功"。将玉米磨成细粉，调入粳米粥内，煮成稀薄的玉米粥，适宜痛风之人作主食长久服食。

玉米雪耳红萝卜汤

〔材料〕甜玉米2根，银耳9g，红萝卜3个，猪肉150g。

〔做法〕洗净所有材料，再把红萝卜切片、玉米切段、雪耳去蒂，最后将猪肉焯水备用。锅中放入水和所有材料，待水沸后便改以中火煲，约1个小时后加少许盐调味即可。

黑木耳

黑木耳具有滋补、益气、养血、止血、润燥、清肺、健胃、益智等作用。黑木耳营养十分丰富，同时是高血压病、高脂血症患者常食的良好保健品。

痛风患者常合并有血瘀状态，黑木耳可降低血液黏稠度，对改善血瘀有作用。黑木耳中还含有抗癌物质，对防治癌症有一定的作用。

黄瓜

黄瓜具有除热、利水、解毒、生津止渴的作用，痛风患者可以常食。《本草求真》曾说："黄瓜气味甘寒，服此能利热利水。"可生吃，或作凉拌菜食用。如采取生吃必须注意饮食卫生，防止黄瓜皮污染致中毒。

南瓜

性温，味甘。《滇南本草》载："南瓜横行经络，利小便。"慢性痛风患者可食用南瓜。此外，南瓜热量低，更适合肥胖的痛风患者。

莲藕

《随息居饮食谱》记载："藕，甘平。生食生津，行瘀，止渴除烦，开胃消食，析酲……熟食补虚，养心生血，开胃舒郁，止泻充饥……果中蜜品，久食休粮。以肥白纯甘者良。生食宜鲜嫩，煮食宜壮老，用砂锅桑柴缓火煨极烂，入炼白蜜，收干食之，最补心脾。若阴虚肝旺，内热血少，及诸失血证，但日熬浓藕汤饮之，久久自愈，不服他药可也。"

藕为低糖、低嘌呤食物，富含维生素、纤维素等，适合痛风患者，为推荐食品。

白菜

白菜是一种基本上不含嘌呤的四季常青蔬菜，含较多的维生素C和钾盐。《滇南本草》说白菜能"利小便"，认为白菜还有解热除烦、通利肠胃的功效。所以，痛风患者一年四季均可常食白菜。

花椰菜

花椰菜，含水量高，并富含多种维生素，所含热量较低，因此对希望减肥的人来说，可以填饱肚子，却不会增加太多能量，对于痛风并发肥胖、高脂血症者也是理想食品。

苦瓜

清代王孟英《随息居饮食谱》中载："苦瓜清则苦寒；涤热，明目，清心。可酱可腌……中寒者勿食。熟则色赤，味甘性平，养血滋肝，润脾补肾。"主治中暑、暑热烦渴、暑疖、痱子过多、目赤肿痛、痈肿丹毒、烧烫伤等病症。苦瓜味苦，南方人多食为蔬。夏秋间都可吃到苦瓜，用作配菜佐膳。也可以苦瓜切片，晒干贮存，作药用，治暑天感冒。苦瓜可作为多种菜肴食用，也可做成苦瓜茶、苦瓜汁等。

苦瓜汁的做法：鲜苦瓜500g。先将苦瓜洗净切片，入锅中加水250ml，煮10分钟左右，瓜熟即可，食瓜饮汁。适合于湿热痛风者。苦瓜味苦，而食苦味食品不宜过量，过量易引起恶心、呕吐等。苦瓜性凉，多食易伤脾胃，所以脾胃虚弱的人要少吃苦瓜，孕妇不宜吃。

马铃薯

马铃薯，又称土豆，基本上不含嘌呤，能供给人体大量的热能，建议每人每周应食薯类5次左右，每次摄入50～100g。

马铃薯含钾高，故不宜于慢性肾衰血钾偏高患者。鲜薯通常可烹调成西红柿薯仔汤、薯仔南瓜汤等，还可烹调成如下食谱。

醋溜马铃薯丝

〔材料〕马铃薯1个，调味料（干辣椒、醋、盐）适量。

〔做法〕马铃薯切丝，放入水中浸泡，尽量洗掉淀粉。在油锅内放入干辣椒翻炒几下，再放入马铃薯丝翻炒，加醋、盐炒几下即可。

凉拌马铃薯丝

〔材料〕新鲜马铃薯2个，干的红辣椒3～4个，盐、醋、菜油适量。

〔做法〕马铃薯洗净，去皮，切成细丝，用清水洗干净，控掉水分。在锅里加入少量菜油，烧热，加入红辣椒，炸出香味为止（离锅远一些，千万注意别让辣椒油溅进眼睛里），放在一边待用。锅中加清水烧开，将马铃薯丝下锅一焯，立刻捞出，再用冷水过凉，去掉水分，盛盘。将炸好的辣椒油、少许醋、食盐洒在马铃薯丝上，拌匀。又香又辣的凉拌马铃薯丝就做好了。

甘薯

甘薯又名番薯、红薯、山芋、地瓜等。《本草纲目》等古代文献记载，甘薯有"补虚乏，益气力，健脾胃，强肾阴"的功效，使人"长寿少疾"，还能补中、和血、暖胃、肥五脏等。补中和血、益气生津、宽肠胃、通便秘，主治脾虚水肿、疮疡肿毒、肠燥便秘。甘薯含有丰富的淀粉、膳食纤维、胡萝卜素、维生素以及十多种微量元素和亚油酸等，营养价值很高，属于营养均衡的保健食品。这些物质能保持血管弹性，对防治老年习惯性便秘十分有效。甘薯基本不含嘌呤，故痛风患者适宜以之代粮，常吃多吃，也可煮粥食用。

甘薯营养价值很高，但要注意，吃起来也有讲究，一定要蒸熟煮透再吃。甘薯的含糖量较高，中满者不宜多食，能壅气。胃酸多者亦不宜多食，多食令人反胃。素体脾胃虚寒者，不宜生食。甘薯和柿子不宜在短时间内同时食用，否则易发生沉淀凝聚，产生硬块，量多严重时可使肠胃出血或造成胃溃疡。

甘薯能通便。通常以红薯叶250g，加油、盐炒熟，佐菜食用，对便秘有帮助。

适当食用调味品和油脂

痛风与调味品

鸡精、骨汤粉、蘑菇精等复合型调味品含有较多嘌呤，一般不宜选用，注意限制盐和糖类的摄入，可用大蒜、葱、生姜及少量的辣椒进行调味。低盐饮食一般指每天进食盐分应该限制在6g以下。腐乳、鸡精、蘑菇精、骨汤粉、白糖、酱油、大酱、虾酱、芝麻酱、咸菜、方便面调料包、拉面调料、辣椒酱等尽量少用。并无确切资料表明辣椒、咖喱、胡椒、花椒、芥末、生姜等调料能使尿酸升高，或诱使痛风发作。笔者所接触的痛风急性发作患者亦未发现与此有关，相信适当食用是可行的，只是这些调味品多属辛辣，不宜过量，食用如有特殊敏感者，则不宜食用。

痛风与食用油

痛风患者以食用植物油较好，植物油含有大量的维生素E，具有抗氧化作用，有利于痛风患者的康复，每日用量25~30g。有的植物油，如芥花籽油、玉米油、橄榄油（纯净和天然）、红花油、芝麻油（生或熟）有益心脏健康，芥花籽油、亚麻籽油则富含ω-3脂肪酸，具有消炎作用，能减轻关节酸痛不适，对预防糖尿病、心血管疾病也有一定作用。

适宜痛风患者的食疗方

食疗历史悠久，《黄帝内经》云："药以祛之，食以随之""谷肉果菜，食养尽之"。痛风者，配合药膳食疗可有良好的治疗作用。可做药膳的中药有枸杞子、山药、百合、薏苡仁、莲子等。

药膳烹调原则是少盐、少油、少调料。选择药膳的原则为体质辨证原则、烹调原则以及与药物配合的原则。

痛风患者选择食物，主要根据血尿酸水平，以及出现的并发症情况来决定，并无固定的菜单。如果在痛风缓解期，且血尿酸水平比较低时，如低于

360μmol/L，痛风急性发作的风险较低，则可适当进食美味佳肴；而在痛风发作期，或血尿酸比较高时，如高于420μmol/L，则应该坚持清淡饮食，甚至短时间内食用素食。

由于痛风、高尿酸血症时通常血尿酸水平均偏高，有的患者痛风时常发生，有些高尿酸血症患者并不一定出现关节疼痛，长期高尿酸血症会造成严重并发症等情况，因此，通常强调痛风、高尿酸血症患者必须注意忌口和清淡饮食。

药粥调理

《随息居饮食谱》谓："粥饭为世间第一补人之物，贫人患虚证，以浓米饮代参汤。患者、产妇粥养最宜。"合理食用米粥，对养生健体确有帮助，正所谓"知粥常乐"。药粥是以米同药煮成的稀粥。

药粥是在中医学理论指导下，选择适当的中药和米谷配伍，再加入一定的调味配料，同煮为粥，用以预防和治疗疾病的一种食疗方法。

药粥治病历史悠久，始于医圣张仲景，张仲景所设的处方中加入粳米就是药粥的起源。药以驱邪，粥以扶正，或药粥协同共同扶正。因此，药粥等于食疗加药疗，或食补加药补，或米药协同作用。而药粥注重健脾养胃，补益后天。

药粥的配制有多种方法，中药可直接同米谷煮粥，如龙眼、山药、桑葚、薏苡仁等；也可先将中药研成细粉，再与米谷煮粥，如淮山粥；或把中药煎煮去渣，再与米谷煮粥。对于痛风患者，常用于药膳的食物、药材中，可用于煮粥的材料主要有葡萄、木瓜、栗子、黑大豆、绿豆、海带、玉米、赤小豆、木耳、大枣、燕麦等，可选其一二，与大米或粳米一起煲煮。

也有人用一些比较苦寒的药材，如金银花等进行煲粥，通常是先将药材煎煮之，后取其药液与大米等再一起煲煮。由于味苦之药材煲粥，未免令米粥味道变苦，常难以坚持，且苦味之药与粥一起煲，与煎药、煲粥分开比较，并不能提升前者的好处。

痛风患者总体饮食以清淡为主，痛风患者不少属于湿热伤阴者，因此也可常常食粥，但如合并糖尿病，则不宜日日食粥。

一般药粥多作为调理，疗程可稍微长些，如无特殊情况，可经常食用。

木瓜粥

〔功效与应用〕具有健胃祛湿、舒筋通络作用，痛风关节酸痛或尿酸升高者，可每日分2～3次，温热服食。

〔材料〕熟木瓜1个，大米60g。

〔做法〕木瓜去皮，剖切为3～4块，刮去内瓤；或以干木瓜片20g，加水300ml，煎至200ml，去渣取汁，入大米，再加水400ml左右，煮为稀粥。

薏苡仁栗子粥

〔功效与应用〕具有健脾化湿作用，可佐餐食用。

〔材料〕薏苡仁粉30～60g，栗子粉30g或板栗5～6枚，大米60g。

〔做法〕以上三者同入砂锅内，加水500ml左右，煮成稀粥。

薏苡仁粥

〔功效与应用〕适用于湿盛而脾胃功能差者，可佐餐食用。

〔材料〕适量的薏苡仁和大米，两者的比例约为3∶1。

〔做法〕先用水浸泡薏苡仁4～5小时，白米浸泡30分钟，然后两者混合，加水一起熬煮成粥。

黑大豆薏苡仁粥

〔功效与应用〕黑大豆性味甘、平，能利水消肿、补肾滋阴；薏苡仁化湿健脾。可每日2次，每次1碗，或佐餐食用。

〔材料〕黑大豆120g，薏苡仁30g，大米60g。

〔做法〕将黑大豆、薏苡仁洗干净，与大米共放入锅内，加清水适量，慢火煮沸1小时。

枸杞子粥

〔功效与应用〕适用于肾气不足，肾精亏虚者，可佐餐食用。

〔材料〕枸杞子15g，大米30g。

〔做法〕枸杞子洗干净，与大米放入锅内，加清水适量，慢火煮沸1小时。

百合粥

〔功效与应用〕百合性味甘微寒，功能润肺清心，痛风发作或平时均可食用。

〔材料〕百合30g，大米100g。

〔做法〕百合、大米洗干净，放入锅内，加清水适量，慢火煮沸1小时。

海带绿豆粥

〔功效与应用〕益胃生津、养阴清热，可佐餐食用。

〔材料〕海带30g，绿豆30g，大米90g，红枣3枚。

〔做法〕武火煮沸，文火煲成粥。

山药粟米大枣粥

〔功效与应用〕健脾化湿；佐餐食用。

〔材料〕粟米90g，山药30g（鲜品60g），大枣6枚。

〔做法〕洗净后同放入锅中，水煮，武火煮开后，改用文火，煮成粥。

淮山燕麦粥

〔功效与应用〕养阴清热，用于高尿酸血症，佐餐食用。

〔材料〕山药30g（鲜品加倍），燕麦60g，大米60g。

〔做法〕洗净后入锅加水适量，先武火煮沸后，文火熬成粥。

菜肴调理

葱油拌双耳

〔功效与应用〕益气养阴，高尿酸血症可佐餐食用。

〔材料〕水发黑木耳50g，水发白木耳30g，葱白适量，橄榄油10ml。

〔做法〕锅中倒入橄榄油烧热，将切成小段的葱白投入，改为小火，不断翻炒，待葱白变黄，连油一起盛在小碗内，即成为葱油。将水发的黑、白木耳撕成小片并合在一起，加水煮开后保持沸腾3分钟。捞出，装在盘内，趁热加入糖、食盐，再加入葱油拌匀即成。

苦瓜拌芹菜

〔功效与应用〕具有清热降火作用，痛风属于湿热者，可佐餐食用，脾胃虚寒者勿食用。

〔材料〕苦瓜、芹菜各120g，芝麻酱、蒜各适量。

〔做法〕先将苦瓜去皮、瓤，切成细丝，用开水烫一下，用凉开水冲一遍，沥掉水分，然后将芹菜、苦瓜同拌，加佐料调匀。

凉拌青木瓜丝

〔功效与应用〕清热降火，可佐餐食用，脾胃虚寒者不宜。

〔材料〕青木瓜（六分熟）一个约0.5kg，红萝卜、红辣椒、柠檬汁适量。

〔做法〕青木瓜、红萝卜切丝，分别加盐腌10分钟。待软化后滤去水分，即可加入柠檬汁，拌匀即食。

马蹄蒸鸡蛋

〔功效与应用〕马蹄性甘、寒，清热利湿，鸡蛋性味甘平，滋阴养血，合而为用共奏滋阴养血、利湿清热之功，可佐餐食用。

〔材料〕马蹄4～5枚，鸡蛋2枚。

〔做法〕将马蹄洗净，切成薄片，鸡蛋打滑，放入碗中搅匀，再加入马蹄片，隔水蒸熟即可。

蒸茄子

〔功效与应用〕清热解毒除湿，可佐餐食用。

〔材料〕茄子250g，食盐、麻油、蒜泥各5g，酱油15g，姜1片。

〔做法〕将茄子削皮，切成两半，上蒸笼蒸烂，略凉后，放上酱油、麻油、蒜泥、姜丝、食盐，拌匀即可。

竹笋烧海参

〔功效与应用〕营养低热量，美味可口，佐餐食用。

〔材料〕水发海参300g，竹笋50g，熟鸡片50g，枸杞5g。生姜、葱、精盐、酱油、胡椒粉、淀粉、植物油、绍酒少量。

〔做法〕将海参洗净，切成长片，竹笋切成片，洗净，分别放入高汤锅中煨制2分钟左右，枸杞水发，洗净。锅上火，放油，烧热，投入生姜、葱炸香，捞去，下海参、竹笋、鸡片煸炒，注入高汤、调味料，烧至海参入味时，用湿淀粉勾芡，至汤汁透明，放入枸杞略烧，撒上胡椒粉装盘即可。

胡萝卜煲马蹄

〔功效与应用〕清热消食，痛风性关节炎患者可佐餐食用。

〔材料〕胡萝卜1条约150g，马蹄60g，姜、葱适量。

〔做法〕先将胡萝卜、马蹄洗净切块，姜切薄片，葱切断，放入锅中，加水1000ml，煮沸半小时，加入调味品。

三丝金针菜

〔功效与应用〕健脾益肺，清热化湿。可用于脾虚痰多、小便黄赤、饮食不振者，佐餐食用。

〔材料〕干金针菜30g，白蘑菇、鲜竹笋、胡萝卜各30g。

〔做法〕金针菜浸入温水，剪去老梗洗净，沥干水；白蘑菇用手撕成丝；竹笋、胡萝卜洗净切成丝。炒锅入油，烧至七成热，投入金针菜和竹笋、白蘑菇、胡萝卜丝，煸炒至沸。用小火焖烧至金针菜入味，改用旺火勾芡，淋上麻油起锅装盘。

青花菜烧豆腐

〔功效与应用〕散寒化湿，可用于口淡、饮食不振者，佐餐食用。

〔材料〕青花菜，红椒，豆腐，姜片数片，盐、胡椒粉少许。

〔做法〕青花菜洗净切成小朵；豆腐切块；红椒切段。起锅热油，豆腐用小火煎至略黄，盛出备用；青花菜用滚水焯片刻，捞出，沥干水备用。用锅中剩下的一点油爆香姜片，将红椒翻炒，再依次倒入青花菜、豆腐，轻轻翻炒几下，用盐、胡椒粉调味，最后勾簿芡即可。

蒜茸西兰花

〔功效与应用〕西兰花为十字花科蔬菜，含有丰富的营养物质，且嘌呤含量极低，适合作为痛风患者常吃菜肴。

〔材料〕西兰花，大蒜。

〔做法〕将西兰花掰成小朵，放入开水中焯至五成熟，将焯好的西兰花放入锅内翻炒，然后放入盐和蒜泥，出锅时加些盐即可。

百合炒南瓜

〔功效与应用〕属于低嘌呤饮食，又能增加饱腹感，可有效减少进食总量。

〔材料〕南瓜约200g，鲜百合1个，盐1g，油1汤匙。

〔做法〕南瓜去掉瓜瓤、瓜子，削去外皮，切成0.5cm厚片状。鲜百合剥成瓣，去掉边上褐色部分，洗净。大火烧开煮锅中的水，放入百合瓣汆烫2分钟，捞出，沥去水分。炒锅内放入油，大火烧至七成热，放入切好的南瓜片，加入200ml冷水翻炒均匀，待煮开后改小火焖至南瓜熟软。炒锅中加入汆烫过的百合瓣，调入盐，翻炒1分钟至熟即可。

〔注意〕外皮干黄的南瓜含水分少，口感松软好吃。南瓜要小火炒制，避免水分消耗太快。中途翻动要小心，不要让南瓜糊锅。

西芹腰果炒百合

〔材料〕西芹，百合，盐、香油适量，腰果，枸杞。

〔做法〕西芹洗净削皮，切成菱形块；百合掰开洗净；腰果用油炸熟备用。起锅烧水，水滚后加入西芹、枸杞，略烫即可捞出备用。另起锅热油少许，倒入西芹、百合、枸杞、腰果，加盐、少许水，翻炒几下，用淀粉加入少许水拌匀勾芡，淋几滴香油即可盛盘。

炒丝瓜

〔功效与应用〕清热化湿，用于痛风发作期或平时口干湿热者。

〔材料〕丝瓜250g，大葱10g，姜5g，枸杞5g，盐2g，植物油15g。

〔做法〕丝瓜去皮洗净，切成薄片。油烧至九成热时，加入姜丝、葱爆香后，放入枸杞粒炒匀，放入丝瓜、精盐翻炒至丝瓜熟时。

汤水调理

木瓜薏仁羹

〔功效与应用〕化湿利水，高尿酸血症患者可食用，也可用于预防痛风发作。一般可常服用。

〔材料〕木瓜50g，薏苡仁30g。

〔做法〕薏苡仁先行浸泡3小时以上，木瓜、薏苡仁同煮，至薏苡仁烂熟。

黄花豆腐汤

〔功效与应用〕黄花菜清香鲜美，清热解毒止痛。豆腐含嘌呤低，可补充长期低嘌呤饮食所导致的蛋白摄入不足。合而为汤，鲜美可口，补中带清，可常佐餐食用，用于痛风性关节炎。注意黄花菜生品有毒，需要煮熟食用。

〔材料〕黄花菜150g，豆腐100g。

〔做法〕豆腐洗净切块，鲜黄花菜洗净，沸水焯过备用。把全部用料一起放入锅内，加入适量水，武火煮沸后，改用文火煮熟，调味即可。

山药银耳羹

〔功效与应用〕健脾益气，滋肺，养肾，可每日早晚食用。

〔材料〕山药30g，银耳18g，大枣6枚，冰糖18g。

〔做法〕将银耳用水浸透，剪去蒂，用手撕成细块。大枣洗净去核，山药研成粉。将银耳、山药、冰糖、大枣放入锅内，加水适量，武火煮沸，文火慢熬1小时。

西红柿冬瓜汤

〔功效与应用〕西红柿性味甘、酸、微寒，生津止渴、除热、解毒、利湿；冬瓜性味甘、淡、微寒，清热解毒，利湿生津；枸杞子性味甘、平，补肝肾、益精血，明目。痛风、高尿酸者可佐餐食用。

〔材料〕西红柿1~2个，冬瓜250g，枸杞子1匙。

〔做法〕西红柿洗净，切小块；冬瓜洗净，切小块。将上料加入适量清水，煮熟调味即可。

银花木耳羹

〔功效与应用〕白木耳性味甘、淡、平，滋阴生津，金银花清热解毒，可用于痛风性结石所致的尿路感染，可佐餐食用。

〔材料〕白木耳50g，金银花30g，甘草3g。

〔做法〕将金银花、甘草洗净，白木耳洗净后，用水浸泡1小时，把全部用料一起放入锅内，加适量的水用武火煮沸后，再用文火将白木耳煮至烂熟。加冰糖调味即成。

冬瓜白菜羹

〔功效与应用〕补虚消肿，减肥健体。高尿酸血症患者的辅助治疗，佐餐服用。

〔材料〕冬瓜300g，白菜200g，胡萝卜50g，姜、葱各适量。

〔做法〕先将冬瓜去皮、瓤，洗净切成方块，白菜洗净切成4cm长的段。胡萝卜切小块，姜切薄片，葱切段，然后将炒锅放火上，加油烧热，投入葱花，放胡萝卜煸炒，接着加入葱段、姜片、白菜、冬瓜块翻炒几下，加鲜汤，煮沸约10分钟，加入盐、酱油，最后倒入湿淀粉芡调匀即成。

百合丝瓜汤

〔功效与应用〕滋阴清热，利水渗湿。高尿酸血症，口渴、便秘者可佐餐、可单食。

〔材料〕百合30g，丝瓜1～2条，葱白18g，白糖9g。

〔做法〕将丝瓜洗净，去皮切片；百合洗净去杂质；葱白切段。将素油放入锅内烧热，加水适量，放入百合煮30分钟。再入丝瓜、葱白、白糖用文火煮15分钟即成。每日2次，吃菜喝汤。

银耳百合沙参玉竹汤

〔功效与应用〕滋阴养血，清热生津。银耳、百合养阴润肺，清心安神，沙参、玉竹养胃生津，共收滋阴、清热之功。可佐餐服用。

〔材料〕银耳18g，百合18g，沙参12g，玉竹12g，冰糖适量。

〔做法〕先将银耳用温水浸泡半小时至1小时，待其发透后摘去蒂头，然后将银耳、百合、沙参、玉竹、冰糖同放入锅内，加水，先用武火煮开后，改用文火慢煮至银耳烂即可。每日2次，每次1碗。

海带薏苡仁鸡蛋汤

〔功效与应用〕海带性味咸寒，清热化痰，软坚消瘿，薏苡仁甘平，清热，健脾利湿，清热化湿通络。可用于痛风石患者。每日2次，每次一碗，佐餐食用。

〔材料〕海带60g，薏苡仁30g，鸡蛋2～3枚。

〔做法〕海带洗净，浸泡2～3小时，剪成细条；薏苡仁洗净浸泡2～3小时，把海带、薏苡仁加水煲烂。鸡蛋炒熟，随即将海带、薏苡仁连汤倒入，加入麻油、胡椒粉、盐即成。

冬瓜西红柿汤

〔功效与应用〕清热化湿，佐餐食用。

〔材料〕冬瓜300g，西红柿2个，红枣5～6枚，姜丝少许。

〔做法〕冬瓜去皮。先用油将姜丝爆香，然后连同冬瓜切片，和红枣一起放入锅中，加水及适量的调味料煮成汤。

痛风患者的日常管理

对于痛风患者，并没有固定的建议饮食、生活方式。但在某种意义上，痛风是一种"生活方式病"，培养良好的饮食和生活方式，可以预防痛风、减少痛风的并发症，而身体已经受痛风损害时，健康的饮食和生活方式也能有效改善病情，甚至使之逆转。良好的生活方式包括以下几点。

➡避免高嘌呤饮食

➡规律、适量的运动

➡避免饮酒和吸烟

➡避免摄入过多糖分

➡适当的药物调节

合适的运动安排

《中国居民膳食指南》在健康指导方面指出："食不过量，天天运动，保持健康体重。"进食量和运动是保持健康体重的两个主要因素，食物提供人体能量，运动消耗能量。如果进食量过大而运动量不足，多余的能量就会在体内以脂肪的形式积存下来，增加体重，造成超重或肥胖；相反若食量不足，可由于能量不足引起体重过低或消瘦。由于生活方式改变，人们的身体活动减少，目前大多数成年人体力活动不足，或缺乏体育锻炼。大家应改变久坐少动的不良生活方式，习惯天天运动，坚持每天多做一些消耗能量的活动。

培养运动习惯

少成若天性，习惯成自然。

疾病，从某种意义上来说属于一种习惯。临床上时常与不同的患者交谈，当我关心和问候患者的疾苦时，患者常常回答说"习惯了"。的确，疾病是一种无可奈何的习惯。

适当做运动，可以减少内脏脂肪生成，减轻胰岛素的抵抗性，从而有利于预防痛风发作。对于尿酸轻度升高者，一般饮食与运动的调养，常常可使尿酸下降到正常范围，因此选择能够坚持的运动方式，培养运动的习惯，是十分重要的。

一般来说，如果没有明显心血管并发症，肾功能良好，关节功能正常，即使已有痛风结石，只要表面皮肤没有破溃，仍可适当地做运动。年纪大的人，未必适合做运动，因此对于老年发生的痛风与高尿酸血症，医生主要给予适当的药物治疗，而避免过度运动。

几乎所有的人都知道运动对于人的健康十分重要，但不是所有的人都能有运动的习惯。不运动，总是有很多原因，如天气不好、心情不好、没有时间、下班太迟、太忙等等，一个又一个很好的借口，其实关键是没有运动的观念和习惯。

运动零负担

固定运动时段，也是坚持运动的关键。减少负担，运动才能坚持，因此选择运动的条件可包括：在生活中很容易实施，不会感到困扰，不容易被天气等外在的条件所左右，即使没有特定的器材和设施也能进行，经济实用。

运动必须符合个人的生活习惯，没有兴趣的运动很难坚持。如果做的是有趣的锻炼，那么很有可能坚持下去，日复一日，周而复始。这是要在锻炼中获得更大收益的关键。有规律、坚持不懈地练习，对健康有决定性的作用。另一方面，如果选择的运动感觉是在做苦力，觉得在强迫自己做某一种运动，那么不可避免地运动将会半途而废。有很多时候，因为其他工作或事情，错过一天的运动时间。应尽可能像对待一般约会一样，把运动当作像生活中其他事情一样重要的事。每周宜运动3～5天，每次至少半小时。

避免做剧烈运动

痛风患者多做运动，可使肌肉、关节处更稳定，发病后疼痛感减少。但如果运动量过大、劳累，容易诱发痛风，主要的原因是运动促进新陈代谢，同时尿酸的产生也随之增加，激烈运动时出汗增加又未能及时补充水分，尿量减少，尿酸排泄减少。运动后，尤其是剧烈运动后，体内乳酸生成会增加，使尿酸不易排出，导致尿酸高。

还要注意避免剧烈的腿部运动，如登山、长跑等。营养吸收也要跟上，要保持好骨质。

剧烈、长时间的运动可使患者出汗增加，血液浓缩、肾血流量减少，尿酸、肌酸等排泄减少，出现高尿酸血症。另一方面，剧烈运动使有氧运动变成无氧运动，组织消耗能量增加，无氧酵解产生乳酸增加以致pH下降，不但增加尿酸生成还诱发痛风发作。因此痛风患者要避免剧烈运动和长时间的体力活动。充分休息、及时补充水分可令因运动所导致的一次性尿酸升高恢复正常。因此，适度的运动仍是有益健康，且可缓和紧张情绪，反而有益尿酸的降低，适度的运动是必要的，也不必担心会引起痛风。

运动员是比较容易患痛风的高危人士。剧烈运动后尿酸增高，一般24小时后即可恢复正常，然而职业运动选手，每天均须做大运动量的训练，休息常不到24小时，尿酸值还未恢复正常前，又开始训练，体内尿酸含量常保持高水平值。

痛风患者选择运动项目时的注意事项

部分运动不适合痛风患者，特别是竞技性强、运动剧烈、消耗体力过多的项目，如快跑、溜冰、滑雪、踢足球、打篮球等剧烈运动，同时，大量消耗体力如登山、长跑、长距离游泳等也不可取。此外，应注意以下事项。

●不宜过于剧烈的运动，尿酸处于高位的时候更不要进行剧烈运动。尿酸高者，应该先通过必要的饮食控制、药物治疗等措施，待尿酸下降至正常或接近正常时，再安排比较大运动量的运动。

●由于痛风患者多数合并超重、肥胖，这些患者一般不宜跑步、登山等，可以选择游泳等较柔和的运动。

●在痛风发作急性期不宜运动。

●并发慢性肾脏病、肾衰者，需要特别限制运动量。

●对于并发高血压、冠心病、心脏功能不好者，禁止无氧运动，如举哑铃等，因为这些运动会使血压骤然升高，对心脏造成极大的负担。

●痛风石破溃，特别并发感染的情况下，运动量不能过大。

痛风患者一般不宜做剧烈运动，需要选择比较柔和的运动。柔和运动主要指相对于剧烈运动而言，短时间内耗体力少、出汗少的运动。事实上，有一定年纪者，由于存在不同程度的心功能下降，以及不同程度的骨关节问题，通常也不适宜过于剧烈的运动，应做柔和的运动。

由于柔和运动消耗体力少，因此需要长期坚持，以及每次运动时间需要延长。较适合痛风患者的柔和运动包括：散步、健步走、慢速短程小跑、八段锦、太极拳、广播操、羽毛球、乒乓球、踏单车等项目。这些运动的活动量较为适中，时间较易把握，每个人需要根据身体具体情况，选择适当的运动方式、强度和时间。不强求一定要选择某一种运动形式，总体上要切合实际，即不会给自己的生活带来太多的负担，且简单易实行的。此外，也要避免过度劳累，小心着凉。

适合痛风患者的运动

游泳：对腰腿部，特别是膝关节等部位的负担少，甚少造成关节损伤。不会游泳的人，可学会游泳，确实不会者，在水中走路也是一种非常好的运动。不过，竞赛游泳和潜水则不太适合痛风患者。

球类：乒乓球、网球、高尔夫球等运动相对比较柔和，运动者如能够根据自己的节奏来进行，一般没有问题，但激烈的竞赛就不适宜痛风患者。

单车： 踏单车是非常好的运动，优点在于可以把生活与运动有机地结合起来。

不过，上述运动或多或少地受到场地、器械、时间等的限制。更好的运动是能把运动融入生活之中，例如八段锦、健步走等。

八段锦： 可在办公室十分狭小的地方进行，对于同时有颈椎病的患者最为合适。

健步走： 选择公共交通上班的人士，可选择健步走的运动方式，而开车上班的人可选择走楼梯，不用上班的人则可到户外走走。

最佳运动时间

早上不宜过多运动。早上起床时，由于人体肌肉、关节及内脏功能较低，不能很快适应活动，此时过急运动，可造成各种损伤。同时，一夜睡眠未曾进食、喝水，人体相对缺水，如再活动出汗失水，尿酸浓度将相对更高。早上血液黏度高，易诱发心、脑血管等急性并发症。

另外，由于早上外界环境二氧化碳浓度高、空气质量差，到户外运动非最佳运动时间。下午傍晚一般较好，因为这段时间是体力在一天中的最佳期，但并非人人都能够安排运动。因此，需要找一个符合自己生活规律的时间坚持运动。

一般可选择下午五点左右这段时间进行体育锻炼，但多数人由于工作等原因，难以做到，因此，也可在饭前、饭后的一小时外，睡前两小时左右适当运动。

运动不可过量

华佗云："人体欲得劳动，但不使极耳，动摇则谷气得消，血脉流通，病不得生，譬犹户枢，终不朽也。"两千年前，华佗就表明适量运动对于健康的重要。"管住嘴，迈开腿"意指合理饮食、适量运动，这是控制高尿酸血症、痛风的重要措施。那么，腿要迈多大？要迈多久呢？

散步一般一天一万步为目标，稍微快些，一分钟一百步左右。适当运动就是控制运动量不要过大，运动量一般控制在中等量。可以出汗判断，轻微出汗为宜，不可大汗淋漓。或者再简单判断，运动时能够不太费劲地与人说话，如果感到费力就表示运动量过大了，应该及时减慢一点。或者运动后不感到倦怠，而又微微出汗，感到舒服。

要遵守循序渐进的运动原则，先从轻活动量开始，逐渐增加活动量，切不可一开始运动就太大运动量。要在一种适度、平稳的速度下进行锻炼。

运动中的心率

运动量还需要因年龄而异，年龄愈大，运动量应该愈小。运动中的心率应该控制在170减年龄的差值左右，例如70岁的人，运动时心率应在170-70=100次/分钟。因此50岁左右的人，运动时心率控制在每分钟120次左右；60岁者可控制在110次左右；年轻者，运动时心率较此可更高些。

由于运动时测心率是比较困难的，因此可在运动结束时测20秒之脉搏，例如20秒钟的脉搏为40次，则每分钟脉搏为120次，如无心律失常，则脉搏与心率是一致的。

典型的体力活动计划包括三个阶段：首先，开始运动前5～10分钟的轻度热身活动。然后，进行20～30分钟的耐力活动或有氧运动。最后是放松阶段，约5分钟，逐渐减少用力，使心脑血管系统的反应和身体产热功能逐渐稳定下来。运动的形式和运动量均应根据个人的兴趣、身体状况而定。

运动时的注意事项

实施运动计划过程中，应注意逐渐增加运动量和强度，避免过量，以预防急性和慢性肌肉关节损伤。而且，过量的运动负荷可能会使免疫功能下降。对有心、肺疾病或近亲中有严重心血管病史者，不宜剧烈运动。一般在运动前都应有充分的热身和伸展运动，逐渐增加肌肉收缩和放松的速度，可改善心肌氧供应，增加心脏的适应能力。运动后要有放松活动，让体温慢慢下降，使肌张力逐渐降低，以减少肌肉损伤和酸痛的概率。

如出现以下症状时，应立即停止运动，并且及时就医。

• 心跳不正常，如心率比日常运动时明显加快，心悸、心慌，心率快慢强弱不一等表现。

• 运动中或运动后即刻出现胸部、上臂或咽喉部疼痛或沉重感。

• 眩晕、头痛、意识紊乱、出冷汗或晕厥。

• 明显气短、胸闷。

• 身体任何一部分突然疼痛或麻木。

• 一时性失明或失语等。

戒烟对痛风防治有益

戒烟对预防痛风的意义

虽然没有证据证明吸烟会使尿酸浓度升高或诱发痛风急性发作，但从其机制方面分析，烟草中的尼古丁能使血管收缩，同时也使肾血管收缩，则有可能使尿酸的排出减少。因此痛风、高尿酸血症患者要戒烟。

吸烟对心血管的危害已十分明确，是心血管疾病的危险因素。痛风常并发高血压病、高脂血症、动脉硬化、冠心病等心血管疾病，因此从间接的角度分析，吸烟不利于痛风治疗。

吸烟的普遍坏处

吸烟百害而无一利，这已获广泛认同。烟草中的尼古丁是一种毒性比较强的物质。吸烟不但伤肺，更会伤害其他器官，如吸烟增加心肌梗死和心性猝死的危险。特别是胆固醇过高的人，吸烟令冠心病发病率增高。此外吸烟也增加肺癌、肺心病、外周血管疾病的危险。吸烟已是世界上公认的最重要的冠心病危险因素之一。其他跟吸烟明确相关的常见疾病还有：癌症、脑梗死、糖尿病周围神经病变、心绞痛、心肌梗死、闭塞性动脉硬化症、阻塞性肺病等。吸烟还可能增加中风风险。

因此，一定要避免吸烟，已经有吸烟习惯者应该及时戒烟。

吸烟量与一些疾病的危险性直接相关，即使实在一时间戒不了，也应该及时减量，把总量减少到一天五支以下，并力图完全戒烟。

出差和旅游时预防痛风发作

痛风患者常常在出差、旅游时，急性关节炎突然发作，肿痛难忍，不能活动，痛楚持续数日，甚至更长时间。

一些患者的尿酸水平高于正常值一倍，甚至数倍而不发病；但有的患者在关节炎发作时，尿酸是正常或近于正常的。这个现象说明，痛风关节炎发作，除了尿酸升高这一重要因素外，还有其他诱发痛风发作的原因，如：身体过度疲惫，关节局部受到撞击、挤压或摩擦，肢体在寒冷的气温中滞留过久等。

因此，痛风患者出差、旅游，要分析痛风急性发作的可能，并针对相关可能，实施有效的预防。具体的分析如下。

• 分析目前尿酸水平，尿酸愈高，痛风发作的可能性愈大。

• 衡量近期曾否发作，以及近期发作的频率，如果近期频发，则外出期间可能因劳累、关节过度、活动、损伤、环境寒冷潮湿、心情紧张、饮水不足等原因诱发痛风发作，需要带齐药品出发，包括降尿酸药和抑制炎症的药物。

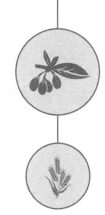

第三部分

痛风与养生调护

痛风的预后

预后即对患病者康复情况的预测。除了治疗，健康的生活方式对痛风的预后有很大影响。

痛风与寿命

得了痛风后，寿命是否会缩短？

得了痛风后，如果能及时合理进行治疗，使尿酸长期稳定在正常范围内，并避免痛风性关节炎的急性发作，不出现痛风石和肾脏损害等并发症，其实完全可以带病延年，基本上可享受和正常人一样的寿限和生活。

不过，如果痛风患者出现下列情况，则可能影响寿命。

• 长期尿酸高于正常范围，出现痛风石，尤其是多个痛风石及发生破溃，或痛风性关节炎频繁发作，关节已发生畸形及功能障碍，影响正常活动，患者需长期卧床。

• 肾脏损害及肾衰竭，甚至需要进行透析治疗。

• 伴有高血压病、糖尿病、冠心病、高脂血症及动脉硬化等情况。

心脑血管并发症致死

痛风并发的疾病如冠心病、心肌梗死、心律失常、高血压病、动脉硬化、中风等，是痛风患者死亡的重要原因。年龄较大的痛风患者，死亡的主要原因为合并心血管疾病。因此治疗痛风，应高度重视心血管疾病等并发症的治疗，从而降低痛风患者的死亡率。

肾衰竭致死

痛风造成肾脏病变，肾功能受到损害，最后发展为肾衰竭和尿毒症致死。有极少数患者因急剧尿酸升高，在短期内发生急性肾衰竭而导致死亡。

感染致死

如由于体质差，痛风石破溃后治疗不及时，造成细菌严重感染，或尿道感染致死，引起脓肾或坏死性肾乳头炎、败血症，导致死亡。不过在现有的医疗条件下，这种情况已属罕见。

因此针对这种情况，痛风患者必须注重复诊。一般需要3~6个月检查尿酸一次。如果已经规范服药，则一般需要半年到一年检查一次。此外，还要根据具体情况，如患者年龄、尿酸升高的程度、是否存在并发症等，决定检查复诊的频率和检查的项目，避免并发症漏诊。检查的项目主要是尿酸，以及与并发症相关的项目，如肾功能、血脂、尿常规及心血管状态等。

病情稳定可终止治疗吗

由于痛风是一种代谢性疾病，除了部分继发性痛风能随着原发性疾病获得治疗而治愈外，几乎所有的原发性痛风目前还是不能根治的。

如果痛风没有得到治疗，反复发作的痛风会造成关节损害，尿酸结晶可引起肾结石和痛风石。有的患者则可能并发尿道梗阻和感染，并有继发性肾小管间质病变，合并高血压病、糖尿病等，如未经治疗，可进一步导致尿酸盐排泄障碍，这不仅能加速关节内的病理进程，同时也使肾功能进一步恶化。尿酸结晶会堵塞血管，而直接引起心血管方面的疾病，与高血脂共同加重心血管问题导致动脉硬化。

痛风性关节炎本身的危害不小，而痛风还有很多并发症，尿酸长期过高引发的病变，要比痛风性关节炎本身的危害大得多，甚至可危及生命。

因此，痛风患者，不论病情控制如何，都要定期复诊，不可随意终止治疗与调养。

在临床上，常见一些痛风患者经过治疗后长期稳定，后来很久没来复诊，最后终于来了，但常常并发严重疾病。其中主要原因是一些患者病情稳定后，就终止治疗。据笔者观察，常见原因有以下几点。

- 无自觉症状，感觉没有什么疾病。
- 忙碌无暇就医。
- 不了解疾病的严重性，尤其是对并发症没有充分了解。
- 经过治疗，尿酸正常、无痛风发作，认为疾病痊愈。
- 无肉不欢，饮食单一，感觉"苦行僧"般的生活没有乐趣，结果无法坚持。

患者也要知道的护理知识

急性期： 要卧床休息，抬高患肢，保持功能位置，局部制动，直至缓解后2～3天才开始恢复活动。局部可适当冷敷，不可热疗。

放松心情： 痛风是可控可防的疾病，尤其是早期，因此即使患了痛风，也不必过于紧张，只要充分认识痛风的危害，努力按照专业意见防治，痛风就不是可怕的疾病，千万不要为之背上沉重的思想包袱。

密切观察病情： 观察受累关节红、肿、热、痛的变化，要注意有没有发热、头痛等伴随症状。观察药物疗效及副作用，以便及时调整用药。监测尿液pH、尿酸排出量和生化指标，保持尿酸在正常范围。测定血压、血糖、尿量和体重，有没有并发高血压病、冠心病、糖尿病和肥胖等。

预防感染： 密切观察服用西药，尤其是初次服用别嘌醇等药后可能出现的副作用，如发生粒细胞缺乏和过敏反应时，应进行保护性隔离，房间定时紫外线照射，严格隔离制度。卧床患者要特别注意生活护理，如口腔、皮肤护理，预防感染褥疮。

饮食护理：如多饮水，禁酒，禁低嘌呤饮食，限制热能，鼓励进食以素食为主的碱性食物，注意食品的烹调方法、限盐等。

护理痛风石：观察痛风石的位置、大小、质地，以及有没有破溃。如有破溃，一定要保持局部的清洁、清除结节内尿酸盐，局部敷洒消炎。

痛风患者应采取的起居饮食方式

痛风在某种程度上与生活方式密切相关，因此也将痛风、糖尿病、高血压病、高脂血症等归为生活方式病。

一些现代人的起居饮食方式与痛风、高尿酸血症密切相关，对整体健康也十分不利，例如以下几点。

• 坐得多，常坐着不动，有时忙碌得连厕所都没时间去，就憋尿，憋出肾结石、憋出前列腺肥大。久坐，不利于血液循环，会引发很多新陈代谢和心血管疾病。坐姿长久固定，也是颈椎、腰椎发病的重要因素。

• 长时间处在空调环境中，做"温室人"自身机体的调节和抗病能力会下降。

• 三餐饮食无规律，不吃早餐，弄坏了胃。晚间吃得多。过量饮酒，吃油腻、厚味、太咸的食物。营养过剩，变成胖子。

• 不渴不喝水，渴了又没空喝。

• 走路、运动、体力劳动愈来愈少，极度缺乏体育锻炼。

• 没事不体检，有病不求医。

• 与家人缺少交流，缺乏良好的人际关系，心理、情绪紧张。

• 不遵守作息时间，睡眠不规律，迟睡熬夜，不能保证足够的睡眠时间。

• 用电脑过久，每天使用电脑超过8小时。过度依赖计算机，上网成瘾，引致眼、腰、颈椎疾病、精神或情绪疾病。

- 吸烟。

- 环境污染。

上述生活方式，有人戏称之为"短命的生活方式"。

痛风患者如何选择健康的生活方式

健康的生活方式，对痛风及高尿酸血症患者有一定的参考价值。

- 减少钠盐摄入，适当增加钾盐摄入。

- 有肾损害高血钾者，应该避免含钾食物。

- 低嘌呤饮食，多吃蔬菜，适量水果，避免以肉类食物为主的习惯。

- 多饮水，每日达2000～3000ml。

- 控制体重。

- 不吸烟。

- 健康者不过量饮酒，尿酸高、痛风发作期则尽量不饮酒。

- 坚持运动，但运动不要过量。

- 减轻精神压力，保持心理平衡。

幸福生活法则——减慢生活节奏

在现代社会中，"时间就是金钱，速度就是生命"，这样的观点往往被不断强化。其实这些观点本身并没有什么问题，只是有时被片面理解，比如讲到"时间就是金钱"，其实更多的意思是鼓励人们珍惜时间，"速度就是生命"是鼓励人们重视效率，并不是说可以牺牲安全、牺牲健康来换取金钱和速度！

现在所处的经济社会，生活节奏确实太快了，有人5分钟不到就吃完一餐饭。这种快节奏引发了很多健康问题。因此，要减慢过快的生活节奏，注重生活质量。细嚼慢咽，延长进食时间，避免狼吞虎咽式的进餐方式，更有助于减少进食量。

慢生活还可以从运动开始，慢式运动能提高生活质量。形式上的慢速度、慢动作，带来的是内心本质放缓。研究表明，每天步行一小时以上的男子，心脏局部缺血的发病率只是很少做运动者的四分之一。

世界卫生组织精辟地指出：健康乃是人在躯体上、精神上和社会上的完美状态，而不仅是没有疾病和衰弱的状态。

痛风患者的心理调养

患者的意志力

控制尿酸、治疗痛风需要的是坚强的意志，明确的目标。

痛风的病理和预后都非常明确，其治疗方案也十分明确，也是与生活方式密切相关的一种疾病。高尿酸血症只要合理治疗，并不可怕，可怕的是因为没有合理治疗或没有治疗而导致了严重的并发症。

有些疾病治疗效果是医者的医术、药物等决定的，但大多数情况是由患者自己决定的，尤其是由患者的意志所决定！痛风的预后，在一定程度上是由患者的意志决定的，包括选择健康的生活方式和坚持正确的方向。

事业和健康两者可兼得

痛风多发于中年人，对中年而言，忙碌是一个绝好的借口。因忙碌而忽视健康者确实非常普遍。香港大学佛学研究中心创办人、著名佛学研究者释衍空大师曾对"忙"做了精辟的解释，认为人不可"忙"，因为"忙"字的汉字结构是竖心旁加上一个"亡"字，"忙"意味着"心死"。释衍空大师在《正觉的道路》序言中写道："二千六百多年前，释迦牟尼佛生于人间，领悟到生命是有'沉迷'和'觉醒'的两条路。沉迷的人生是充满无奈、束缚和痛苦，犹如一辆失控的马车，有马拉着乱跑乱撞。觉醒的人生是有方向、活力和真正的幸福和安乐，犹如一辆有精明马夫驾驶的马车，能安稳地到达目的地"。

常常在地铁电梯上看到一些人匆匆忙忙地"跑电梯"，事实上如此匆忙没能省下多少时间，很多匆匆忙忙跑下电梯、走进车厢的人，与悠闲站电梯、悠闲走进车厢的人会同时出站。其实这是一种匆忙的习惯，常常在最后一秒钟走出家门去上班，因此非常怕迟到，遂一路匆忙，一心匆忙。其实，早10分钟睡觉，早10分钟起床，早10分钟出门上班，一路上就无须再匆忙。当然也有人任何时候都匆忙，那更是需要及时调整生活节奏了。

痛风亦往往合并心血管疾病，因此所有预防心血管疾病的措施，对于痛风患者都十分重要。我们的确处于把健康变卖给时间和压力的时代，工作永远也做不完，有的人认为"今天能做的事为什么要留到明天去做"，有的人则主张"可以明天做的事为什么要今天做完呢"。前者主要为事业而言，后者主要为健康而言，两种主张同样伟大。因此，在追求事业成功之时，千万不要忘记健康的重要。

肥胖患者面对的社会和心理问题

痛风多见于肥胖者。

在现代社会，肥胖者往往受社会观点、新闻传媒宣传的影响，对自身的体形不满，在社交中会受到排斥，人们爱把减肥作为时尚。往往有些体重处于正常范围的人，还在奋力减肥，结果造成严重营养不良，甚至厌食症。

另外，暴饮暴食是肥胖患者中常见的一种心理病态行为。其主要特点是常常出现无法控制的食欲，甚至在夜里醒来，还想吃东西，特别是甜品。有的因为精神压力大，通过拼命饮食来减压。曾有一位患者一年内体重增长了20kg，问其缘由，他说生意失败，为求解脱，"化悲痛为饮食"，暴食导致严重肥胖。

饮食习惯不良，有时与肥胖者的节食行为有关，如在上顿少吃或不吃后下顿大量进食，有的怕发胖，在大量进食后引吐，这些与肥胖相伴的行为，都有害身心健康。

有舍有得的健康之道

获得健康，需要一种智慧和心态，对于痛风患者来说也无出其右，患者需要一种"有所得有所失"的心态。有所舍得，有舍有得，必须舍去一些嗜好，舍去一些虚名功利，才能获得健康！星云大师曾说："舍得，以舍为得"。其中的因、缘、果之关系，如果我们不能了解，就不容易明白"以舍为得的妙用"。20年前的生活方式，决定了20年后的身体状况。健康的五大基石，包括心理平衡、合理膳食、戒烟限酒、适当运动和早防早治。

患上痛风就没有生活乐趣？

"食、色，性也"是孔门弟子告子说的话，意指欣赏饮食等美好的东西，是人的本性。然而过度的饮食控制，会使痛风患者感觉生活毫无乐趣。曾听到有患者抱怨说："过去年轻时生活艰辛，没有东西吃，现在生活好了，却这不能吃，那不能吃，做人还有什么意思？"

痛风是一种会反复发作的代谢疾病，需要长期治疗，做好健康管理。任何需要长期治疗的疾病，都会令人很困扰。因此一些患者感到一旦患上痛风，只能尽可能缓解症状，以及防止痛风反复发作。患者经治疗，或控制饮食，病情缓解，可是一顿美餐就可能引发急性发作，剧烈疼痛，难以入睡，苦不堪言，影响工作和生活。久病还会出现不同的并发症，而痛风本身又往往伴随高血压病、糖尿病、冠心病及脑血管病等，令患者产生满身是病的恐惧感。此外长期服用的药物有副作用，更令患者感到不能随心吃喝玩乐，生活失去乐趣。

其实，痛风、高尿酸血症是完全能获得理想控制的，关键在于早期是否受重视和正视，就看患者如何权衡眼前的吃、喝、玩、乐，跟没有控制好尿酸而出现的严重后果。如果觉得眼前尽情地吃、喝、玩、乐才是生活乐趣所在，那么这就难以避免未来因为痛风及其并发症所带来的折磨了。

因此，要尽量克服因运动、饮食等受限，而出现的焦虑、烦闷，正确对待疾病，保持平和心态，持之以恒。能够坚持规范治疗，痛风患者完全可以避免反复关节疼痛的折磨，也能够避免关节的畸形、肾结石及肾功能的受损等情况。

另外，要清楚认识到治疗痛风和高尿酸血症有其规范的措施，根本不是什么都不能吃，而是要合理地吃。而痛风的治疗也不只是饮食控制，更关键的是注意肾的保护，促进肾对尿酸的排出，以及综合措施治疗的重要性。

患者家属的支持

没有家属的理解和支持，防治痛风难以奏效。不过有时家属过度限制饮食，又会造成患者生活无乐趣，影响生活质量。

家属对待痛风患者要避免两种极端态度：其一是不闻不问，放任自流；其二是过于苛求，紧张兮兮。患者要详细了解痛风的病情特点，以及饮食、运动等基本要求，家属也要了解治疗该病的长期性和饮食控制的重要性，对患者多些鼓励和支持，避免挖苦、讥笑。笔者曾经诊治一个痛风患者，他本身了解痛风的整体治疗，但其家属无肉不欢，喜欢浓味食物、海鲜等，又不体谅患者，经常因为买菜时还要考虑"高低嘌呤"等问题，感到十分厌烦，常抱怨患者"太紧张"等。患者为了维持家庭和睦，也只好将就吃喝，结果造成长期尿酸高，需要靠药物来控制。另有一个患者的家属则放纵患者吃喝，还陪他一起过吃喝玩乐，结果一家人都患上了痛风。

有的患者家属对痛风饮食控制要求理解不正确，认为只要控制好饮食，什么问题都解决了，殊不知控制痛风是一个系统工程，需要多方面配合，如运动、必要的药物等。过于强调饮食控制，令患者食而无味，感觉生活毫无乐趣，这样也不利于病情改善。

痛风好发于男性，很大程度上是吃出来的病，家属一定要了解患病亲人的健康情况，要陪同他就诊，多了解一些疾病预防与调理的知识与技巧，注意平时多选用低嘌呤的食材。患者如果由于工作需要外出就餐，进食含高嘌呤食物多了，这时家属要懂得如何协助进行饮食调养。如果外出用餐不能避免，就设法劝告患者尽量少吃高嘌呤食物，不要喝酒。如果患者吃多了，那就设法让他排得多些，例如外出用餐后，回家给患者饮用木瓜薏米茶。

〔材料〕青木瓜1条，绿茶20g，薏苡仁30g，土茯苓30g。

〔做法〕加水1500ml，煲水当茶喝。

长寿秘诀

良好的生活习惯，对防治痛风、高尿酸血症无疑是重要的，而防治痛风、高尿酸血症是养生的重要一环，对于获得健康、长寿至关重要。痛风、高尿酸血症患者除了进行合理的治疗外，还得注意养生之道。

中医学认为人应该有百岁以上的寿命，才是正常的。《素问·上古天真论》云："余闻上古之人，春秋皆度百岁，而动作不衰。"

寿命缩短的原因，除了疾病之外，主要环节就是饮食和生活习惯，饮食过量、偏食、熬夜、缺乏运动、精神压力大、过度疲劳等都影响着人的寿命。

知识链接

国医大师邓铁涛教授健康长寿的奥秘

当代中医泰斗、著名中医药学大家、国医大师邓铁涛教授不但长寿而且健康，邓老在养生学方面有精辟的见解（表3-1），不论是有无疾病都可效法。痛风患者及健康养生者如能借鉴邓老养生体会，定会从中获益！

表3-1　邓老养生二十四法

● 起居作息有规律	● 保证充足好睡眠	● 晨起后静坐吐纳
● 自我保健按摩	● 晨起后饮茶	● 打八段锦
● 早餐后练气功	● 适度用脑防衰老	● 午间散步采阳
● 饮食合理	● 打太极拳	● 冷热水交替洗澡
● 睡前热水浴足	● 睡前按摩涌泉、劳宫穴	● 常散步
● 常添衣、避风	● 戒烟、限酒	● 爱惜肾精
● 顾护脾胃	● 食疗药膳	● 科学饮水
● 营造健康居住环境	● 养德	● 养心

参考文献

［1］ 苗志敏．痛风病学[M]．北京：人民卫生出版社，2006．

［2］ 邵继红，莫宝庆，喻荣彬，等．南京市社区人群高尿酸血症与痛风的流行病学调查
[J]．疾病控制杂志，2003，7（4）：305-308．

［3］ 方邦江，周爽． 国医大师卷·朱良春[M]．北京：中国中医药出版社，2001．

［4］ 黄春林，朱晓新．中药药理与临床手册[M]．北京：人民卫生出版社，2006．

［5］ 黄春林，杨霓芝．心肾疾病临证证治[M]．广州：广东人民出版社，2000．

［6］ 吕景山．痛风中西医诊治与调理[M]．北京：人民军医出版社，2008．

［7］ 孙国杰．针灸学[M]．北京：人民卫生出版社，2000．

［8］ 梁勇才．痛风防治实效方[M]．北京：化学工业出版社，2006．

［9］ 朱步先，朱胜华，蒋熙等．朱良春用药经验集[M]．长沙：湖南科学技术出版社，2007．

［10］张佩青．中医临床家张琪[M]．北京：中国中医药出版社，2003．

［11］李芳，徐大基．名中医黄春林教授治疗痛风及痛风性肾病之经验[J]．中医药研究，
1999，15（3）：1．

［12］胡源民．漫游美妙神奇的中医药王国[M]．南昌：江西科学技术出版社，1996．

［13］中国医师协会心血管内科医师分会，中国医师协会循证医学专业委员会．无症状
高尿酸血症合并心血管疾病诊治建议中国专家共识[J]．中国医药导刊，2009，11
（12）：1995-1999．

［14］中华医学会风湿病学分会．原发性痛风诊断和治疗指南[J]．中华风湿病学杂志，
2011，15（6）：410—413．

［15］杨霓芝，黄春林．泌尿科专病中医临床诊治[M]．北京：人民卫生出版社，2005．

［16］洪昭光．洪昭光谈中年健康养生[M]．北京：中国妇女出版社，2007．

［17］〔日〕镰谷直之．艾青．警惕高尿酸．南京：江苏科学技术出版社，2005．

［18］钟南山．钟南山谈健康[M]．广州：广东教育出版社，2008．

［19］释衍空．正觉的道路：智者的足迹和开导[M]．北京：宗教文化出版社，2007．

［20］星云大师．舍得：星云大师的人生经营课[M]．南京：江苏文艺出版社，2010．

后 记

　　医学是一门严谨的科学，正在不断地发展和更新，而由于人的体质差异，以及疾病本身存在的很多不确定性，临床上一些貌似简单的问题，实际上却可能十分复杂，均需要专业人士具体分析、判断与处理。因此，对于患者朋友来说，书中所列举的任何见解，任何处方、药物，包括剂量等，均为笔者或笔者所引用的专家的个人体会，需要在专业人士的指导下参考应用，切忌按图索骥、自行配药，以免出现差误。如果在阅读过程中有任何意见，非常欢迎随时批评指正。